DISSERTATION

CONTRE L'USAGE

DES

BOUILLONS DE VIANDE,

DANS LES MALADIES FÉBRILES.

Par M. PAUL-CHARLES DE LAUDUN, Docteur en Médecine de Montpellier, Médecin à Tarascon en Provence.

Lædunt namque febrientes : quia caro, ova, pisces & juscula facilè tum cadaverantur ac minimè nutriunt.
HELMONT, de Febribus, cap. XII, p. 772. 4.

A PARIS.

Chez {
DESSAIN junior, Libraire, quai des Augustins.
MÉQUIGNON l'aîné, Libraire, rue des Cordeliers, vis-à-vis l'Eglise de S. Côme.

===

M. DCC. LXXIX.

AVEC APPROBATION, ET PRIVILÈGE DU ROI.

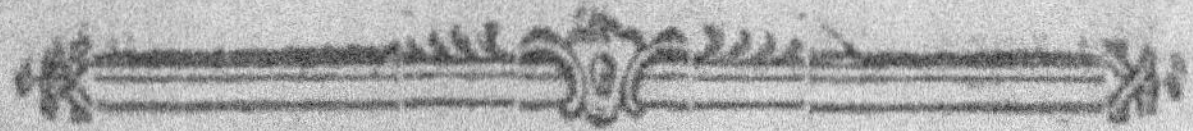

AVANT-PROPOS.

Je suis peu surpris de voir les médecins soutenir des opinions différentes sur des objets de théorie
& de pure spéculation ; mais je
suis étonné de ne point les trouver d'accord sur la diète (1) ou
sur le régime de vivre des fébricitans ; point de pratique d'autant
plus essentiel, à mon avis, que

____

(1) *Régime de vivre, qui règle le boire & le
manger.* Vocabul. Franç. Je prends ici ce terme
suivant l'usage ordinaire, bien différent de la
signification qu'il a parmi les médecins, qui entendent par diète l'usage des six choses qu'ils
appellent non-naturelles : l'air, le boire & le
manger, le mouvement & le repos, le som-
meil & la veille ; les excrétions, & enfin les
passions de l'ame. Voyez *Castelli Lexicon*, au
mot *Diæta*.

a iij

les fièvres font les maladies les plus communes, & que le régime de vivre paroît le point capital de leur traitement ; car il n'eſt pas toujours temps de faire des remèdes dans les maladies fébriles (1) ; mais il eſt toujours néceſſaire de nourrir les malades convenablement.

Tous les anciens médecins ont employé une nourriture végérale dans les fièvres : je ne connois

____

(1) M. *Voullonne*, profeſſeur en médecine de l'Univerſité d'Avignon, marchant d'un pas aſſuré ſur un terrain neuf, vient de donner un excellent Mémoire *ſur la Médecine agiſſante & ſur l'expeċtante*, que nous regardons comme ſupérieur à tous les éloges qu'il a reçus. Cet Ouvrage, en 1776, a remporté le Prix au jugement de l'académie de Dijon, qui, depuis pluſieurs années, propoſe les programmes les plus intéreſſans pour la médecine.

qu'*Arétée de Cappadoce* & *Alexan-dre de Tralles*, qui se soient un peu écartés du régime prescrit par *Hippocrate*, & qui aient parlé de viandes & de bouillons, mais dans certains cas seulement. Ce n'est qu'au seizième siècle de l'ère chrétienne, que *Fernel*, *Lommius* & *Houllier* ont commencé d'introduire l'usage des bouillons de viandes dans ces maladies; ils conseillent pourtant d'employer, & ils mettent au premier rang le régime des anciens; ils allient l'usage des végétaux avec celui des bouillons de viande: & ils recommandent d'altérer & de corriger ces derniers avec les acides & avec les plantes herba-cées. Ceux qui les ont suivis de près dans le dix-septième siècle,

Mercurial , Sennert , Rivière , &c.
se font encore plus écartés du
régime végétal , & ont fait un
plus grand usage des bouillons
de viande; on en est enfin venu
peu à peu au point de ne donner
pour nourriture aux fébricitans
que ces bouillons seuls , sans correctifs & sans altération : usage si
bien établi aujourd'hui , que nous
le trouvons presque généralement
adopté en France , en Italie & en
Allemagne : c'est-là , en effet , le
régime de vivre prescrit de nos
jours pour les fébricitans par *Lobb,*
par *Fizes* , par *Astruc* , &c. Dans
ce siècle, *de Haen* seul , à l'exemple de *Fernel* & de ses contemporains, pour corriger, ainsi qu'il
le dit, la tendance que les bouillons de viande ont à la pourri-

ture, conseille de les mêler avec les acides. Ce médecin célèbre, seul aujourd'hui parmi ceux qui font usage des bouillons de viande, a employé en même temps les végétaux, qu'il paroît avoir mis au premier rang. Le régime de vivre des anciens, la nourriture végétale dans les fièvres, a cependant toujours eu des partisans, qui ont en même temps condamné l'usage des bouillons de viande dans ces maladies. Dans le dernier siècle & dans celui-ci, les médecins du plus grand nom sont de cet avis : *Sydenham*, *Morton*, *Boerhaave*, *Hoffman*, *Huxham*, *Heister*, *Van Swieten*, *Haller*, MM. *de Gorter*, *Pringle*, *Tissot*, *Poissonnier*, &c. tous les médecins instruits, &

qui ne suivent pas aveuglément les traces des autres, paroissent aujourd'hui se réunir contre la nourriture animale dans les maladies fébriles, presque universelement condamnée en Angleterre & en Hollande.

Ayant adopté sur cette matière la façon de penser des hommes célèbres que je viens ici de citer les derniers, j'ai cru m'être assuré, par ma foible expérience, que l'usage des bouillons de viande étoit pernicieux dans les maladies fébriles. Ne le trouvant nulle part combattu avec toute la force qu'il me paroît nécessaire d'employer pour terrasser un monstre, dont l'empire est solidement établi, dans mon pays au moins; dans le cas de repré-

fenter en qualité de confeiller-
médecin de Sa Majefté , en affif-
tant aux examens des afpirans en
chirurgie & en pharmacie, j'ai
raffemblé les raifons qui m'ont
paru en démontrer évidemment
les mauvais effets ; j'ai réuni les
paffages des auteurs les plus ref-
pectables qui le condamnent, &
je les ai expofés dans un dif-
cours public, généralement approuvé de tous mes auditeurs.
Engagé & follicité par nombre
de perfonnes éclairées, fur lef-
quelles ces motifs ont fait la plus
vive impreffion, & qui ont pen-
fé qu'étant connus du Public,
ils pourroient contribuer à faire
profcrire cet ufage, qu'elles ont
comme moi jugé nuifible à l'humanité ; ayant lieu d'efpérer

qu'un Ouvrage fur cette matière pourroit opérer ailleurs le même effet que dans cette Ville, où l'on commence aſſez générale- ment à abandonner les bouillons de viande, & à employer une nourriture végétale, depuis que j'ai prononcé ce diſcours, je pré- ſente ici ces raiſons & ces au- torités avec un peu plus d'éten- due, ſous la forme de Diſſertation; non dans la vue de me faire au- teur, n'ayant ni les talens, ni le temps d'écrire, mais avec la ſeule intention d'être utile : je me flatte qu'en faveur de ce motif on vou- dra bien excuſer mon inſuffiſance, & me pardonner l'incorrection de ſtyle, que, malgré tous mes ſoins, je ne me ſens pas en état d'éviter. « Je n'écris point

» pour moi, mais pour la vérité,
» ou pour ce qui me paroît l'être,
» sans inquiétude sur la façon de
» penser des autres. » *Non mihi,
sed rationi, aut quæ ratio esse videtur milito, securus quod hic te-
net aut hic.* SCALIG. Je prie le lec-
teur de faire moins attention à
un auteur nouveau & inconnu,
qu'à la force des raisons, & au
poids des autorités que j'ai à rapporter. Je ne donne point mon
avis; je m'efforce de confirmer
celui des plus grands médecins
de tous les âges & de tous les
pays : je travaille à infirmer les
foibles raisons de ceux qui approuvent l'usage des bouillons de
viande.

Avant de présenter mon Ouvrage au Public, & pour lui don-

ner du poids, j'ai cru convenable
de le faire revêtir d'une approbation, & je n'en ai point trouvé
de plus honorable que celle de
la Société Royale des Sciences
de Montpellier, à laquelle le
voisinage & les connoissances
que j'ai dans cette ville m'ont
fourni l'occasion de le présenter
avec facilité. Cette respectable
Compagnie a non-seulement fait
la grace à ma Dissertation, sou-
mise à son jugement, de lui accorder une approbation des plus
avantageuses; mais elle y en a
joint une autre, celle de son privilège pour l'impression. Afin que
les Commissaires nommés par la
Société Royale des Sciences pour
l'examen de mon Ouvrage, pus-
sent plus commodément vérifier

les paſſages des auteurs que je cite, j'en avois donné le texte tout au long, avec la traduction à côté ; mais , pour ne point alonger inutilement ma Diſſertation, je ſupprime ici ce texte , me contentant de l'indiquer dans des notes courtes , & je conſerve la traduction, qui eſt des plus fidèles, pour pouvoir être entendue de tout le monde , principalement des femmes, qui ſont plus particulièrement chargées du ſoin de la nourriture des fébricitans. J'ai donné en entier la traduction de ces paſſages , parce que la connoiſſance m'en a paru néceſſaire pour n'être point ſuſpecté de prévention, ainſi que j'ai lieu de craindre d'en être accuſé dabord par le titre de ma Diſſerta-

tion, & enfin par la raifon que
le Public, pour qui principalement mon Ouvrage eft fait, eft
dans l'impoffibilité de confulter
ces auteurs, qui ne fe trouvent
prefque que dans les cabinets
des médecins. Au refte, qu'on ne
craigne point de voir les malades
perdre leurs forces fans bouillons
de viande; je me flatte de convaincre tout le monde, & fans
réplique, qu'on les leur conferve
plus avantageufement, & fans le
moindre inconvénient, avec une
nourriture végétale.

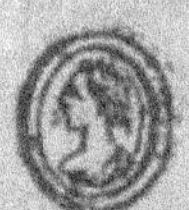

EXTRAIT

L'OUVRAGE de M. DE LAUDUN, docteur en médecine de la Faculté de Montpellier à Tarascon, dont la Société nous a chargé de lui rendre compte, est intitulé : *Dissertation contre l'usage des Bouillons de viande dans les Maladies fébriles.* Les raisons que l'Auteur rapporte contre cet usage sont fondées sur la théorie de la putréfaction des humeurs du corps humain, combinée avec celle à laquelle sont sujets les bouillons de viande; sur l'autorité des plus grands praticiens, & enfin sur l'expérience.

M. DE LAUDUN donne le précis historique de tout ce que les auteurs de pratique ont écrit sur la manière de nourrir les malades attaqués de maladies aiguës, en observant l'ordre chronologique depuis Hippocrate jusqu'à nous. Il a imité en cela René Moreau, qui nous a donné de cette manière l'histoire de la Saignée. Nous observerons à cet égard, que ces sortes de Précis historiques des tentatives des médecins dans le traite-

ment des maladies, ne peuvent être que
que très-intéressans, en ce qu'ils renferment
l'histoire des progrès de l'esprit humain dans la
science la plus importante de toutes celles qui
ont pour objet la conservation des hommes.

La manière dont M. DE LAUDUN a rempli
cette tâche, concernant le régime des malades, mérite l'approbation de la Société, avec
d'autant plus de raison, que sa Dissertation
peut avoir une application particulière dans le
traitement des maladies épidémiques, & qu'elle
achevera de détruire un préjugé malheureusement encore trop répandu dans les Cam-
pagnes.

A Paris, ce 26 mai, 1778.

Signé, CAILLE & THOURET.

*Je certifie que le présent Rapport, qui a été lu
dans une de nos séances de la Société Royale de
Médecine, est conforme à l'original contenu dans
les registres de cette Compagnie.*

A Paris, ce 27 mai, 1778.

VICQ D'AZYR,

Secrétaire perpétuel de la Société
Royale de Médecine.

EXTRAIT

Des Regiſtres de la Société Royale des Sciences.

Du 11 décembre, 1777.

Nous, Commiſſaires nommés par la Société Royale des Sciences, avons examiné un Ouvrage de M. DE LAUDUN, médecin de Taraſcon, qui a pour titre : *Diſſertation contre l'uſage des Bouillons de viande dans les Maladies fébriles.* L'Auteur, animé du deſir de détruire le préjugé qui s'oppoſe aux progrès d'une pratique utile à l'humanité, les combat avec avantage, par les raiſonnemens fondés ſur les principes généralement reçus, & ſur-tout par ſes propres obſervations, appuyées de l'autorité des plus grands médecins de tous les âges & de tous les pays. Nous penſons que cet Ouvrage ne peut que contribuer à répandre de plus en plus une vérité utile, & qu'il eſt digne de l'approbation de l'Académie, & de l'impreſſion.

Signé, BRUN, CUSSON fils, CAPTAL neveu.

EXTRAIT

DU PRIVILÈGE DU ROI.

LOUIS, par la grace de Dieu, Roi de France & de Navarre : A nos amés & féaux Conseillers les Gens tenant nos Cours de parlement, Maîtres des Requêtes ordinaires de notre Hôtel, Grand-Conseil, Prévôt de Paris, Baillifs, Sénéchaux, leurs Lieutenans civils & autres nos Justiciers qu'il appartiendra : SALUT. Notre bien-amée la SOCIÉTÉ ROYALE DES SCIENCES de Montpellier, Nous a fait exposer qu'elle auroit besoin de nos Lettres de Privilège pour la réimpression de ses ouvrages. A CES CAUSES, voulant

favorablement traiter notredite Société,
Nous lui avons permis & permettons par ces
présentes de faire réimprimer, par tel Impri-
meur qu'elle voudra choisir, tous les Ouvrages
qu'elle voudra faire imprimer en son nom, en
tels volumes, formes, marges, caractères,
conjointement ou séparément, & autant de
fois que bon lui semblera, & de les faire vendre & débiter par tout notre Royaume, pendant le temps de vingt années consécutives,
à compter du jour de la date des Présentes;
sans toutefois qu'à l'occasion des Ouvrages
ci-dessus spécifiés, il puisse en être réimprimé
d'autres qui ne soient pas de notre Société.
Faisons défenses à tous Imprimeurs, Libraires
& autres personnes de quelque qualité & condition qu'elles soient, d'en introduire de réimpression étrangere dans aucun lieu de notre
obéissance, comme aussi de réimprimer, faire
réimprimer, vendre, faire vendre, débiter
ni contrefaire lesdits ouvrages, ni d'en faire
aucuns extraits sous quelque prétexte que ce
puisse être, sans la permission expresse &
par écrit de ladite Société, ou de ceux qui
auront droit d'elle, à peine de confiscation
des Exemplaires contrefaits, de trois mille
livres d'amende contre chacun des contreve-
nants, dont un tiers à nous, un tiers à l'Hô-

tel-Dieu de Paris, & l'autre tiers à ladite
SOCIÉTÉ, ou à ceux qui auront droit d'elle,
à peine de tous dépens, dommages & inté-
rêts; à la charge que ces Présentes seront en-
registrées tout au long sur le Registre de la
Communauté des Imprimeurs & Libraires de
Paris, dans trois mois de la date d'icelles;
que la réimpression desdits Ouvrages sera faite
dans notre Royaume, & non ailleurs, en bon
papier & beaux caracteres, conformément
aux Réglemens de la Librairie; qu'avant de les
exposer en vente, les Manuscrits & Imprimés
qui auront servi de copie à la réimpression desdits ouvrages, seront remis ès mains de notre
très – cher & féal Chevalier Chancelier de
France, le Sieur DE LAMOIGNON, & qu'il
en sera ensuite remis deux Exemplaires de
chacun dans notre Bibliothéque publique, un
dans celle de notre Château du Louvre, &
un dans celle de notre très-cher & féal Chevalier Chancelier de France, le Sieur DE
LAMOIGNON; le tout à peine de nullité des
Présentes : du contenu desquelles vous man-
dons & enjoignons de faire jouir ladite So-
CIÉTÉ & ses ayant-cause pleinement & pai-
siblement, sans souffrir qu'il leur soit fait aucun trouble ou empêchement. Voulons que
la copie des Présentes, qui sera imprimée

tout au long au commencement ou à la fin
defdits Ouvrages, foit tenue pour duement
fignifiée, & qu'aux copies collationnées par
l'un de nos amés & féaux Confeillers-Secré-
taires, foi foit ajoutée comme à l'original.
Commandons au premier notre Huiffier ou
Sergent fur ce requis de faire, pour l'exécution d'icelles, tous actes requis & néceffaires, fans demander autre permiffion, & no-
nobftant clameur de Haro, Charte Nor-
mande, & Lettres à ce contraires : CAR
tel eft notre plaifir. DONNÉ à Verfailles, le
vingt-neuvième jour du mois d'août, l'an de
grace mil fept cent foixante, & de notre
règne le quarante-cinquième. Par le Roi en
fon Confeil; fcellé du grand fceau de cire
jaune.

Signé LE BEGUE.

*Regiftré fur le Regiftre XV. de la Chambre
Royale & Syndicale des Libraires & Imprimeurs de Paris, N° 112, fol. 113. conformément au Réglement de 1723, qui fait défen-
fes, Art. XLI, à toutes perfonnes, de quelques
qualités & conditions qu'elles foient, & autres
que les Libraires & Imprimeurs, de vendre,
débiter, faire afficher aucuns livres pour les
vendre en leurs noms, foit qu'ils s'en difent les*

DISSERTATION

DISSERTATION

CONTRE L'USAGE

DES BOUILLONS

DE VIANDE,

DANS LES MALADIES

FÉBRILES.

LES Médecins, dans les écoles &
dans les livres, ne sont point d'accord
sur le caractère & sur l'essence de la
fièvre, quoique ce soit la plus commune
des maladies qui affligent l'humanité (1).

---

(1) Sydenham dit en deux endroits, que
les fièvres forment les deux tiers des maladies.
Epist. I, *pag.* 196. *Dissert. epistol. pag.* 256.
Par un calcul qui n'est pourtant pas bien exact,
dans une pratique de vingt-six ans, je trouve
dans ce pays, huit neuvièmes de maladie.

A

Il est aisé de se convaincre de cette diversité d'avis, par les différentes définitions que nous en ont données les auteurs les plus célèbres : *Galien* (1), *Fernel* (2), *Sennert* (3), *Frédéric Hoffman* (4), *Boerhaave* (5), *Sauvages* (6) & tant d'autres, qu'il seroit trop long & ennuyeux de rapporter ici. Le soin même que prit *Boerhaave* (7) de ramasser & de

---

fébriles, sur une de non fébriles. Je fais mon compte sur toutes les maladies aiguës ou courtes, & chroniques ou longues, comprenant, sous le nom de fébriles, toutes celles dans lesquelles la fièvre est un accident qui entre dans leur caractère. Je renferme ainsi, sous cette dénomination, la phthisie, &c. & j'en exclus l'hydropisie, qui n'est accompagnée de fièvre qu'à la fin, & lorsqu'elle prend une terminaison funeste. Les fièvres seroient-elles plus communes en Provence qu'en Angleterre ?

(1) *Isagogei* libri. tom. VII, pag. 165. *D. Definitiones medicæ.*

(2) *De febribus.* libri IV, cap. I, pag. 443.

(3) *De febribus.* tom. II, cap. I, pag. 1.

(4) *Medicin. rational. Systemat.* pars I, sect. I, cap. I, pag. 9.

(5) *Aphorism.* 563.

(6) *Nosolog. methodic. prolegomena,* classis II, tom. I, pag. 198.

(7) *Van-Swieten in Boerhaav.* Aphorism. 562. tom. II, pag. 6.

faire comme un tableau de tous les accidens fébriles, pour en retrancher ensuite
ceux qui n'accompagnent pas toujours
la fièvre; travail par lequel il n'en laissa
que trois : le tremblement occasionné
par le froid fébrile, la vélocité du pouls
& la chaleur; ce soin, dis-je, n'a pas
résolu la difficulté, de sorte qu'il est vrai
de dire encore aujourd'hui, avec le célèbre M. *Lieutaud*, que la Provence
placera parmi les grands hommes qu'elle
a produits, à présent premier médecin
de notre bon roi LOUIS XVI :

« Le vrai caractère de la fièvre est
» enveloppé des plus épaisses ténèbres,
» & on n'en connoît pas mieux les diffé-
» rences, quoiqu'en aient dit les auteurs
» du premier rang.... Delà, plusieurs
» grands médecins ont cru qu'il seroit
» peut-être plus avantageux d'abandon-
» ner le plan sur lequel on a travaillé
» jusqu'à présent, pour s'appliquer à
» de nouvelles observations, qui, bien
» faites & comparées entr'elles, pour-
» roient fournir des connoissances plus
» solides (1). »

____

(1) *Synopsis univers. prax. med. Febres*
tom. I, sect. I, pag. 1.

Mais dans la pratique & au lit des malades, on est assez généralement convenu d'appeler fièvre les maladies, ou de regarder comme fébricitans, les malades dans lesquels on observe l'accélération du mouvement progressif du sang, marquée par la fréquence constante des pulsations du cœur & des artères. J'observe souvent, comme tous les autres médecins, dans les fièvres malignes, dont le caractère principal & distinctif, ainsi que l'exprime le terme *malin*, est, à mon avis, d'avoir une marche trompeuse & insidieuse; j'observe, dis-je, des temps où les malades ont non-seulement le pouls & la chaleur, mais encore les urines, la langue, &c. comme dans l'état de santé, ou à peu près : je dis alors, & j'ai toujours entendu dire à mes confrères en pareil cas, que le malade est sans fièvre. Dans ces circonstances, le grand abattement des forces musculaires, soumises à la volonté, & les autres accidens qui dévoilent son caractère insidieux, bien examinés, me rendent la maladie suspecte, ou me la font ranger d'abord dans sa classe, & j'attends la fréquence du pouls, qui ne tarde pas ordinairement long-temps à se manifester. Bien éloigné de vouloir travailler ici à résoudre cette difficulté, que nous reconnoiſſons de bonne foi être au deſſus de nos forces, nous nous contenterons d'établir que nous entendons par maladies fébriles, celles, plus ou moins courtes ou longues, dans leſquelles on obſerve cette accélération du mouvement progreſſif du ſang, marquée par la fréquence conſtante des pulſations du cœur & des artères, pourvu que cette fréquence accompagne la maladie dans la plus grande partie de ſon cours. Mais nous croyons néceſſaire de faire obſerver, que, quoique la chaleur, plus forte que dans l'état de ſanté, n'accompagne pas toujours la fièvre & dans toute ſa durée, puiſqu'il eſt des temps & certaines fièvres où le malade eſt véritablement froid, ſoit au tact du médecin, ſoit par la ſenſation qu'il éprouve, elle en eſt pourtant l'accident le plus conſtant, & elle la ſuit dans la plus grande partie de ſon cours: c'eſt en effet de la chaleur que les anciens, meilleurs obſervateurs que nous, avoient tiré le caractère de la fièvre.

Suivant les obſervations faites par des auteurs modernes, il eſt prouvé que

la chaleur du corps humain & en état
de santé, ne monte que jusqu'environ
au 28ᵉ degré du thermomètre de *Réau-*
mur, qui répond à peu près au 92ᵉ de
celui de *Fahrenheit*, tandis que dans les
maladies fébriles, elle est portée depuis
ce point, jusqu'au 35 ou 36ᵉ de *Réau-*
mur, environ le 106ᵉ ou 108ᵉ de
Fahrenheit (1). Dans un nouveau &
excellent Traité des Fièvres intermittentes & rémittentes, anonyme, mais qu'on
attribue à M. de S. médecin célèbre de
ce siècle, dans les fièvres intermittentes
on le fait monter jusqu'au 39ᵉ de *Réau-*
mur, qui approche du 115ᵉ de *Fahren-*
heit ; ce qui nous paroît outré, attendu

---

(1) Augusto 20: 1740, in memetipso observavi pariter calorem urinæ, in statu sano
esse ad 28 gradum ut calor oris, &c. & in
statu febrili cùm palmæ pedum aduri mihi vi-
derentur, calor earum non ultrà 31 gradum
ascendebat, &c. *Sauvages.* Nosol. method.
tom. I. pag. 302. Calor (in febribus) sensim
crescit & intenditur usque ad gradum 32,
imò æstate ultrà 36. *Ibid. pag. 201.*——Gradus caloris corporis sani ad thermometrum
Fahrenheit esse ad 92, infantibus sæpè ad 94.
Boerhaave. Elem. Chem. *tom. I. pag. 103.*
Calor pueri sani notatur ad 98. *Ibid. pag.*
149.

qu'on ajoute qu'elle doit être infiniment plus forte dans les fièvres ardentes, que l'on regarde comme composées d'intermittentes (1). Je ne connois en effet que cet ouvrage dans lequel on fasse monter la chaleur fébrile à un si haut degré.

En admettant, avec *de Haen*, que ces observations manquent de justesse & de précision, ce que nous sommes fort portés à croire, sans faire plus de cas des siennes propres (2), parce qu'elles ne sont point confirmées, & parce qu'il

---

(1) Intentior est quam fortasse statim videatur in febre intermittenti caloris vis, superat enim calorem, &c. ascendit scilicet ad 39 gradum aliquando; hinc autem patet quantum esse oporteat in febribus ardentibus incendium, cùm sæpiùs ex intermittentibus sint compositæ. *De recondita febr. interm. & remit. natura.* Libr. I. cap. VII. pag. 35.

(2) Il rapporte que, par des observations plusieurs fois répétées, il a vu le thermomètre de *Fahrenheit* se porter, dans l'état de santé, du 95ᵉ degré au 102ᵉ; & chez les malades, depuis le 100ᵉ jusqu'au 109ᵉ. *Ratio medend.* pars I, tom. I, pag. 196 & sequent. Voyez tout le chapitre X, tom. I, page 192. *De supputando calore corporis, &c.* Voyez aussi tom. II, pag. 322 & sequent.

A iv

n'eſt pas exact lui-même (1). Quoiqu'il ſoit naturel de penſer que tout ce qu'on a dit ſur cette matière ait beſoin d'être vérifié (2), il reſtera au moins inconteſtable, que preſque toujours la chaleur eſt plus forte dans l'état fébrile que dans celui de ſanté : la différence eſt trop notable, on n'a pas beſoin de thermomètre pour s'en aſſurer, & il ſuffit pour nous que cette aſſertion ſoit reconnue vraie, comme tout le monde en convient ſans difficulté.

Qu'il nous ſoit permis d'obſerver ici en paſſant, que quoiqu'on ait de grandes obligations à *Fahrenheit*, & ſur-tout à

---

(1) Il fait répondre le 108ᵉ degré de *Fahrenheit* au 34ᵉ de *Réaumur*, tandis qu'il devroit le comparer au 36ᵉ. *Rat. medend.* tom. VI, pag. 83. Car ſi le 212ᵉ de *Fahrenheit*, degré de l'eau bouillante, déduction faite de 32, qui eſt celui de congélation, correſpond au 85ᵉ de *Réaumur*; le 108ᵉ, déduiſant également 32, donne environ le 36ᵉ.

(2) Les obſervations que j'ai faites moi-même, s'accordent, à peu près, avec celles de *Sauvages*, quoique j'aie tenu les thermomètres appliqués long-temps, pour vérifier celles de *de Hahen*; mais je ne les rapporte pas, vu que les inſtrumens dont je me ſuis ſervi étoient défectueux, comme je le dirai bientôt.

Réaumur, d'avoir perfectionné les thermomètres, inventés par *Torricelli*, il paroît qu'on ne peut point compter encore fur une précifion bien exacte de leur part, fur-tout quand il eft queftion de comparer obfervations à obfervations, faites avec des thermomètres différens, quoique gradués fuivant une même méthode (1).

Cela pofé, je vais travailler à prouver, par un raifonnement fondé fur des connoiffances certaines de phyfique & de chimie, ainfi que fur des obfervations

------

(1) Je crois que nous avons une preuve convaincante, qu'on ne peut point compter fur la précifion des thermomètres, dans les obfervations du froid, faites à Paris, le 29 janvier 1776, par MM. *Jeaurat* & *Le Gentil*, de l'académie royale des Sciences, & par M. *Meiffier*, aftronome de la Marine. Les premiers ont trouvé le thermomètre à 14 degrés $\frac{1}{2}$, & le fecond l'a obfervé à 16 degrés $\frac{1}{4}$ fous o. On doit être perfuadé que ces Meffieurs ont employé des thermomètres bien faits, & on ne fauroit fufpecter leur fagacité. On peut encore moins compter fur ces inftrumens, lorfqu'ils font défectueux par la faute des artiftes, qui, en les fabriquant, les graduent mal, ou lorfqu'ils fe fervent d'un mercure qui contient de l'alliage, ou des efprits-de-vin de force différente.

de médecine, que l'usage des bouillons de viande est pernicieux dans les maladies fébriles.

Les physiciens comme les chimistes entendent par putréfaction, ou par fermentation putride, un mouvement intestin, excité dans un corps mixte, sans cause évidente & manifeste, dont le résultat est de produire des sels alkalis volatils & des huiles fétides également volatiles (1) ; car, comme le dit *Boerhaave*, « la putréfaction rend tout volatil, ex- » cepté un peu de terre (2). »

La putréfaction, mouvement intestin, destructeur spontané des corps organisés, peut être leur créateur, comme l'ont pensé les anciens, ou tout au moins l'agent seul & principal de leur première formation, par une suite du mouvement imprimé & donné par l'Etre suprême ; la putréfaction, aussi ancienne que le

------

(1) Il faut consulter sur cette matière, *Stahl*, *Boerhaave* ; les *Elémens de Chimie* de M. *Macquer* ; & sur-tout le *Dictionnaire de Chimie*, dans lequel ce célèbre chimiste, qu'on en regarde comme l'auteur, rapporte en peu de mots tout ce que nous savons jusqu'à présent sur la putréfaction.

(2) *Element. chem.* tom. II, pag. 183.

DISSERTATION

CONTRE L'USAGE

DES

BOUILLONS DE VIANDE.

Table
des Dissertations Contenües
dans ce Volume

1° Dissertation Contre L'usage des
bouillons de Veaux dans Les maladies —
faïtes par M. P. C. de Laudun D. M.

2° Histoire de l'Esquinancie gangreneuse
epidemicale du Village de Noirvu par
M. Read D. M

3° histoire medicale des maladies
Disentheriques qui affligent la province du
Maine en 1779 par M. Véritau D. M

monde, mais véritablement inconnue jufqu'à nos jours (1), regardée par *le Philofophe de Verulam*, génie éclairé dans un fiècle d'ignorance, " comme » un fujet d'une recherche très-univer- » felle, & comme une partie confidé- » rable de la médecine & de la chirur- » gie (2) ; » la putréfaction, dis-je, atta- que les corps des animaux, foit après leur mort, foit pendant leur vie, & dans l'état de fanté comme dans celui de maladie : elle n'eft point, à beaucoup près, complette dans l'état de vie ; elle eft alors comme arrêtée & fufpendue

----

(1) Ce n'eft que depuis peu qu'on a travaillé fur cette matière avec un véritable fruit ; ceux qui ont travaillé nouvellement, font, MM. *Pringle, Macbride, Gabert,* un *Anonyme dif- tingué, de Boiffieu*, MM. *Bordenave, Godart, Baumé.* On doit efpérer que les travaux récens de MM. *Prieftley, Lavoifier, l'abbé Félix Fon- tana,* & que l'obfervation de M. *Withe*, con- tribueront infiniment à répandre le plus grand jour fur cet objet très-intéreffant, qui occupe aujourd'hui tous les favans.

(2) Bacon. *Natur. Hift. centur. IV.* Voyez *Mémoires fur les fubftances feptiques & anti- feptiques. Malad. des Armées,* tom. II, page 192, M. Bordenave, *Differt. fur les anti-fepti- ques,* pag. 145.

dans son cours; pouſſée plus avant,
exécutée avec plus de célérité dans les
maladies, principalement dans les fébriles, ce n'eſt qu'après la mort qu'elle
peut être parfaite, & portée juſqu'à la
décompoſition & à la deſtruction des
corps ſoumis à ſon action.

Je dis d'abord après leur mort, &
cette aſſertion n'a pas beſoin de preuves :
l'expérience journalière nous fait voir
que c'eſt la putréfaction qui naturellement les décompoſe & qui les détruit.
Ce mouvement inteſtin en déſunit les
parties, les réduit, pour ainſi dire, en
élémens ; matériaux propres, par de
nouvelles combinaiſons, à entrer dans
la compoſition d'autres corps, que la
nature, animée & dirigée par une puiſ-
ſance ſuprême, ne ceſſe de créer à meſure que les anciens ſont détruits, ou alimens dont elle ſe ſert pour l'entretien &
pour la nourriture de ceux qu'elle a déja
formés.

Je dis enſuite pendant leur vie, &
dans l'état de ſanté comme dans celui
de maladie. La mauvaiſe odeur des matières excrémentitielles, & la célérité avec
laquelle elles ſe putréfient, dès qu'elle
ſont expulſées, celles ſur-tout qui, aprè

avoir été séparées de nos humeurs, font
quelque séjour dans nos corps, dans des
cavités particulières deftinées à cet ufage,
nous prouvent qu'elles ont déja fubi un
commencement de putréfaction : la fétidité des excrémens qui fe font par les
felles, nous démontre, au moins évidemment, qu'elle a lieu dans le tube in-
teftinal pendant l'état de fanté. La plus
grande fétidité des mêmes matières excrémentitielles dans les maladies, fur-tout
dans les fébriles, les dégénérations putrides des folides & des liquides que
nous obfervons dans les malades, ne
doivent nous laiffer aucun doute, que la
putréfaction ne foit plus exaltée, portée
plus loin encore, exécutée enfin avec
plus de célérité dans cet état que dans
celui de fanté ; & fi dans ces deux cas,
autant dans celui où elle eft plus mani-
fefte, que dans l'autre où elle fe montre
moins, nous ne la voyons pas caufer la
mort, la décompofition & la deftruction
de nos corps, c'eft que, par leur force &
par leur organifation, ils fe débarraffent,
par les diverfes excrétions, des matières
dégénérées, tendantes à la putréfaction
ou déja putréfiées, tandis que, par une
nourriture nouvelle & fraîche, propre,

à la vérité, à fubir ce mouvement inteſtin, mais qui en eſt plus éloignée, ils
réparent leurs pertes, en arrêtant ou ſuſ-
pendant l'effet de la putréfaction.

« Le ſang de ceux qui périſſent de la
» faim, dit *Huxham*, devient extrê-
» mement âcre, ce qui occaſionne la
» fièvre, la phrénéſie, & un degré de
» putréfaction ſi fort, qu'il détruit tous
» les principes de la vie. J'en ai un
» exemple dans un pauvre gentilhomme
» attaqué d'un délire mélancolique, qui
» voulut obſtinément ſe détruire ainſi,
» & qu'on ne put, pendant pluſieurs
» jours, ni par raiſons ni par force,
» déterminer à avaler un morceau de
» nourriture ni une goutte d'eau : il
» fut ſubitement pris de fièvre avec le
» viſage rouge, & une chaleur conſi-
» dérable à la tête ; ſon pouls étoit
» petit, mais très-fréquent ; après cinq
» à ſix jours, ſon haleine étoit très-in-
» fecte ; ſes lèvres étoient sèches, noi-
» res & arides ; ſes dents & ſa bouche
» putrides, noires & ſanglantes ; ſon
» urine (lorſqu'il pouvoit en rendre)
» extrêmement colorée, répandoit une
» odeur plus fétide que ſi elle avoit été
» gardée pendant un mois ; enfin, tout

» tremblotant, il ne pouvoit se tenir
» debout, encore moins marcher. At-
» taqué alternativement de délire & de
» vertige, il étoit souvent saisi de mou-
» vemens convulsifs de mort, pendant
» lesquels on observoit fréquemment
» une sueur considérable à la tête &
» sur la poitrine, quoique ses membres
» fussent froids, pâles & ridés ; la sueur
» étoit d'un jaune très-foncé, & sa
» fétidité insupportable (1). »

Dans cette observation, qui porte avec elle tous les caractères de la vérité, on doit trouver comme nous, des preuves convaincantes de ce que nous venons d'avancer sur la putréfaction, sur sa marche & sur ses effets dans les corps animés, sains ou malades : putréfaction occasionnée dans ce cas par le défaut seul de nourriture ; de sorte que nous regarderions comme un temps absolument perdu, celui que nous pourrions employer à en présenter de nouvelles (2).

---

(1) Joann. Huxham, *de anginâ malignâ*, pag. 32 & sequ.

(2) Voyez Van-Swieten, *in Aphorism. 89.* tom. I, page 118.

Parmi les conditions requises pour la putréfaction, la chaleur est une des plus nécessaires : les expériences journalières nous prouvent que ce mouvement intestin ne peut avoir lieu au degré de congélation de l'eau , qui est le 32e. du thermomètre de *Fahrenheit* , & le 0 de celui de *Réaumur*. La putréfaction se fait encore moins en dessous ; on trouve , en effet , dans les neiges & dans les glaces , sous ou près les pôles , des corps d'animaux qui s'y conservent , non putréfiés , peut-être depuis le commencement du monde , & qui ne sont détruits que par vétusté ou par accident ; & dans nos montagnes , en Europe , lorsque la grande quantité de neige ne permet pas de porter les cadavres à l'église pour les inhumer , on les conserve sur les toits des maisons , couverts pareillement de neige , sans que la putréfaction fasse de progrès , jusqu'au moment où le dégel , rendant les rues & les chemins libres , donne la facilité de leur rendre les derniers devoirs (1).

---

(1) Les Lettres-patentes promulguées dernièrement au sujet des sépultures , & les secours nouvellement administrés avec succès aux

Partant de ce point fixe & de ce degré déterminé, en montant, on n'a point établi encore celui où la putréfaction finit. *Boerhaave*, dans son admirable Traité du Feu, nous dit : « qu'elle » se fait depuis le degré 40 jusqu'au 94 » de *Fahrenheit*, » qui répondent au 5e & au 29e de *Réaumur* (1); mais ce qu'il avance à ce sujet n'est point exact, puisque nous savons, même par des épreuves communes & journalières, que la

---

noyés & aux asphyxiques, donnent tout lieu d'espérer que le Gouvernement, conduit par des vues utiles à l'humanité, préviendra les enterremens précipités, les ouvertures prématurées des cadavres, & pourvoira aux soins que l'on doit aux corps morts, ou censés tels, jusqu'au moment de l'inhumation. Des réglemens à ce sujet ne seront pas moins utiles que les premiers ; car nombre de faits semblent prouver qu'on a ouvert & enseveli des corps qui avoient encore un reste de vie, & qui auroient pu revenir de l'état de mort apparent dans lequel ils étoient tombés. M. Amoreux, médecin distingué de Montpellier, de la Société royale des Sciences, m'a fait connoître, à Beaucaire, une femme revenue à la vie dans les rues, lorsqu'on la portoit à l'Eglise pour l'ensevelir, & qui a vécu pendant plusieurs années après.

(1) *Element. Chem.* tom. I, page 223.

putréfaction s'exécute au dessous du premier, & au dessus du second des degrés qu'il a fixés ; d'ailleurs, ce que nous avons dit & prouvé ci-devant au sujet de ce mouvement intestin, qui a lieu dans nos corps pendant l'état fébrile, temps où le degré de chaleur que nous avons est de beaucoup supérieur au 92ᵉ ou 28ᵉ, ne nous laisse aucun doute que la putréfaction ne se fasse au dessus de ce dernier degré. Ce qu'il dit ailleurs , « que le degré de chaleur » requis & qui naît par un mouvement » spontané dans la putréfaction , s'étend » depuis celui de l'homme en santé , » jusqu'à celui de l'inflammation (1), » ne nous paroît pas plus vrai ; car la putréfaction s'exécute avec lenteur & sans chaleur particulière, excitée dans le corps pourrissant, comme l'a prouvé M. *Baumé* (2) ; de sorte qu'il est très-

____

(1) *Element. Chem.* tom. II , pag. 184.

(2) *Elémens de Pharmacie théorique & pra-tiq.* pag. 442 & suiv. Ceci ne doit s'entendre que de la putréfaction excitée dans les corps privés de vie ; & c'est presque sous ce point de vue seul qu'on a considéré ce mouvement intestin : il seroit infiniment plus utile, pour

probable que le mouvement intestin,
par lequel un tas de végétaux, privés
de vie & légérement humides, s'échauffe
& s'enflamme, n'appartient point à la
putréfaction, mais plutôt à la fermentation spiritueuse ou acide, sur-tout à la
première, que l'on sait évidemment se
faire avec chaleur, excitée dans le corps
fermentant. D'ailleurs, il est clairement
prouvé que la putréfaction ne commence point au degré de chaleur de
l'homme en santé, mais depuis & au
dessus environ du o de *Réaumur*, ou
du 32⁰ de *Fahrenheit* ; & il est aisé de
s'assurer qu'elle ne peut avoir lieu à
celui de flamme, quoique les produits
de la putréfaction & ceux d'un degré
de chaleur un peu fort, soient à peu
près les mêmes.

Il est tout naturel de penser que, tout
de même qu'en descendant, on doit
trouver en montant un degré de chaleur au-delà duquel la putréfaction ne
peut plus avoir lieu, & de-là, qu'il en
est un intermédiaire, plus favorable que
les autres à ce mouvement intestin. Je

---

l'art de guérir sur-tout, de l'étudier dans les
corps animés.

ne me ferai point une peine de confesser ici ingénument, que j'ai travaillé
sur cette matière, & que, soit à raison
de la défectuosité des thermomètres
dont je me suis servi, que j'avois pourtant fait venir de Paris, n'étant point
satisfait de ceux que je pouvois me procurer en province (1), soit pour n'avoir
pas, assez répété mes expériences &
poussé mon travail, soit enfin, & plus
vraisemblablement encore, à raison de
mon insuffisance ; j'avouerai, dis-je,
que je n'ai rien pu déterminer à ce
sujet. Je crois pourtant m'être assuré que
c'est environ & au dessus du 35ᵉ degré
du thermomètre de *Réaumur*, qui répond à peu près au 106ᵉ de celui de
Fahrenheit, que se trouve le degré le
plus favorable à la putréfaction, &
qu'elle n'a plus lieu à plusieurs degrés

---

(1) Les thermomètres que l'on fabrique dans
ces contrées, marquent le degré de l'eau bouillante à 80 ; ceux que j'avois fait venir de Paris le désignoient, comme il convient, à 85 ;
mais le mercure ne montoit qu'à 77. Le mercure qu'on avoit employé, contenoit de l'alliage, comme je m'en suis assuré après les
avoir cassés.

au deſſous de celui de l'eau bouillante (1). Mais, quoi qu'il en ſoit à cet
égard, ce qu'il ſeroit pourtant très-utile
de déterminer pour l'hiſtoire de la putréfaction, dans la queſtion que nous
agitons, il ſuffit, que par la plus grande
fétidité des matières excrémentitielles,
que par les dégénérations putrides des
ſolides & des liquides que nous obſer-
vons dans les maladies fébriles, ainſi
que nous l'avons déja dit, accidens d'autant plus marqués & rapides, que la
fièvre eſt accompagnée d'un plus grand
degré de chaleur; il ſuffit, dis-je, que
nous ſoyons aſſurés par-là évidemment
que la putréfaction ſe fait avec plus de
force & d'énergie, qu'elle s'exécute
avec plus de célérité, qu'elle eſt enfin
pouſſée plus avant dans l'état fébrile,
que dans celui de ſanté. Nous ſavons
en même temps, & l'expérience journalière nous prouve que les bouillons
tirés de la viande des animaux, ſont de
tous les alimens dont ſe nourriſſent les
hommes, ceux qui ſe putréfient le plus
aiſément & avec le plus de célérité.
Pour confirmer cette dernière aſſertion,

____

(1) Voyez la remarque II, pag. 8.

je me contenterai de citer un paffage de *Fréderic Hoffman.*

« Les alimens qui fe pourriffent le » plus promptement, en féjournant dans » les premières voies , font fur-tout les » viandes bouillies dans l'eau ; car , de » toutes les nourritures, les viandes font » celles qui fubiffent le plus aifément le » mouvement de putréfaction (1).»

Bien plus , nous fommes affurés par des obfervations communes & journalières , que les bouillons de viande font encore plutôt putrides , que la viande elle-même qui a fervi à les faire.

De tout ce que nous venons d'avancer & de prouver , que la putréfaction tend à décompofer & à détruire nos corps , qu'elle y travaille avec beaucoup plus de force , d'énergie & de rapidité dans les maladies fébriles , état où , par l'augmentation du degré de chaleur , ils font plus favorablement difpofés à fubir ce mouvement inteftin , que de tous les alimens , les bouillons de viande font ceux qui fe putréfient le plus tôt ; par un raifonnement jufte , & par une confé-

---

(1) *De falubrit. & infalubrit. efculent.* libr. II, cap. IV , tom. I , page 109.

quence évidente , il résulte que nous devons proscrire ces bouillons dans les maladies fébriles , parce que , dans cet état,
introduits dans nos corps , & subissant
aussitôt ce mouvement intestin , ils sont
très-propres à augmenter, à accélérer ,
à favoriser les dégénérations putrides ,
qui s'opèrent non-seulement dans le tube
intestinal, où elles sont plus évidentes ,
mais dans tout le reste du corps où elles se
manifestent sensiblement , & parce qu'ils
ne peuvent manquer par-là de devenir
un moyen de plus , capable d'éteindre le
principe de la vie dans les fébricitans.
Des mêmes preuves , il est également
démontré que nous devons nous nourrir alors avec des végétaux, qui sont plus
éloignés de la putréfaction , & qui, avant
de la subir , passent par les fermentations
spiritueuses & acides, dont un des principaux effets est de conserver les corps
soumis à leur action.

J'appuierai ce raisonnement par un
autre : jeunes ou vieux, sains ou malades, ordinairement pourtant plus impar-
faitement que les animaux , nous avons
un instinct, présent de la Nature, qui nous
porte presque toujours vers ce qui nous
est bon , & qui nous rend rebutant ce

qui nous est nuisible. Cet instinct ne
nous trompe presque jamais , au moins
pour ce qui concerne les alimens ; l'Etre
Suprême nous a accordé à cet égard un
riche fonds de médecine naturelle. Quoiqu'accoutumés, en état de santé , à nous
nourrir de soupes & de viandes bouillies
dans l'eau , auxquelles nous sommes ha-
bitués , & que nous trouvons alors très-
bonnes , nous avons presque toujours ,
dans l'état fébrile , le plus grand rebut
pour les bouillons de viande qu'on
s'empresse aussitôt de nous présenter ,
tandis que nous desirons & que nous
prenons avec goût & avidité les choses
acidules.

» « C'est avec raison , dit *Hoffman* , que
» dans toutes les maladies aiguës , & lors-
» que nos corps sont farcis de pourri-
» ture , la nature a les viandes en hor-
» reur ; & les médecins sont louables ,
» qui , écoutant cette voix , interdisent
» les bouillons nourrissans à leurs mala-
» des ; car les alimens de ce genre sont
» très-favorables à la putréfaction , cause
» formelle de la malignité. De-là , du-
» rant la peste & dans les maladies épi-
» démiques , il est prudent de s'abstenir
» de viande , tandis que , dans ce temps ,

les

» les acides, très-contraires à la pour-
» riture, font du plus grand fecours ; ce
» qu'il faut pourtant appliquer aux corps
» affoiblis, aux fébricitans, & à ceux qui
» font remplis de pourritures (1). »

Pourquoi ne pas écouter cette voix de la Nature, qui, en nous donnant de l'éloignement pour un aliment nuifible, demande & appéte une nourriture végétale, plus éloignée au moins du mouvement de putréfaction, qui travaille alors ouvertement à nous détruire, & capable le plus fouvent d'arrêter, de fufpendre, de corriger les effets de ce mouvement inteftin ?

L'expérience n'eft pas moins contraire que le raifonnement, à l'ufage des bouillons de viande dans les maladies fébriles. Pour nous en affurer, ouvrons les annales de la médecine ; confultons les ouvrages des plus grands médecins de tous les fiècles & de tous les pays ; pefons & examinons avec impartialité leurs obfervations, ainfi que les raifons qu'ils apportent pour autorifer le régime de vivre qu'ils prefcrivent aux fébricitans. Secouons ici la pouffière de l'école ; fou-

____

(1) *Loco citat.* pag. 109.

B

lons aux pieds la mode & le préjugé ; ne nous laissons enfin conduire que par l'autorité éclairée.

On trouve trois sortes de régime de vivre, prescrits par les médecins, dans les maladies fébriles ; il en est qui conseillent & qui emploient une nourriture toute végétale ; d'autres qui se servent de bouillons de viande & de végétaux, en altérant ou corrigeant les premiers avec les acides & avec les plantes herbacées ; d'autres enfin, qui ne donnent à leurs malades que des bouillons de viande purs & sans correctifs. Pour éclaircir cette matière & en résoudre toutes les difficultés, nous pensons que c'est ici véritablement le cas de la traiter contradictoirement, suivant la méthode de *Cicéron.* « J'ai toujours suivi, » dit-il, la méthode des péripatéticiens » & des académiciens, qui est de traiter » le pour & le contre sur chaque ma- » tière, parce que non-seulement c'est » l'unique moyen de voir où se trouve » la vraisemblance, (ou plutôt la vérité) » mais encore, &c. (1). »

____

(1) *Tusculan. disputat. libr.* II. *de tolerando dolore.*

Pour remplir ainsi cette tâche, je vais mettre sous les yeux de mes lecteurs, tout ce que j'ai trouvé sur cette matière, dans les meilleurs auteurs, dans les ouvrages des médecins qui ont toujours été regardés & qu'on consulte encore comme les meilleurs praticiens. Je me ferai un devoir de rapporter tout ce qui me paroîtra fondé en raison, soit qu'il soit favorable ou qu'il soit contraire à l'opinion que je défends ; car je proteste ici que j'agis avec la plus grande impartialité, aussi soigneux de citer les auteurs de mon parti, que ceux qui en ont embrassé un contraire.

Pour faire cet examen avec quelque ordre, nous exposerons d'abord tout ce que disent à ce sujet les auteurs qui conseillent une nourriture végétale, & ceux qui condamnent l'usage des bouillons de viande : la marche naturelle le demande ainsi. Tous les anciens, à commencer par *Hippocrate*, sont de cet avis : de lui jusqu'à nos jours, je suivrai cette chaîne qui n'est point interrompue. Ici, nous trouverons les médecins les plus célèbres, suivre les traces du père de la médecine, s'élever contre l'usage de la nourriture animale au mo-

ment qu'il vient de s'introduire , continuer jufqu'à aujourd'hui à déclamer
pour le profcrire , lorfqu'il eft établi. Je
confulterai enfuite ceux qui ont donné
des bouillons de viande aux fébricitans ;
& principalement ceux qui, depuis le
feizième fiècle jufqu'à celui - ci , ont
adopté ce régime de vivre. Ici nous ferons étonnés quand nous verrons les raifons & les motifs d'après lefquels cet
ufage, introduit d'abord dans certains cas
feulement , avec des ménagemens & des
correctifs , s'eft enfin établi feul dans
tous les cas , au moins dans certains pays ,
quoique hautement condamné dans tous
les temps par les médecins du premier
rang. Je me contenterai d'expofer , j'a-
jouterai peu aux raifons données par les
premiers ; elles portent avec elles le caractère de l'évidence & de la vérité : je
travaillerai à infirmer celles que me
fourniront les feconds , & je me flatte de
les renverfer ; j'efpère même de trouver
dans ceux-ci des motifs victorieux pour
les combattre.

Pour rendre le détail dans lequel je
vais entrer moins dégoûtant pour le public , en citant les médecins fuivant
l'ordre & leur fuite chronologique , j'in-

diquerai leur secte, lorsqu'ils en auront adopté une de préférence, leur pays & leur âge; je dirai quelque chose de leur mérite personnel, du cas qu'on doit faire de leurs ouvrages; je rapporterai enfin les actions de leur vie qui les ont rendus recommandables de leur temps, & qui éterniseront leur mémoire.

Hippocrate, père de la médecine dogmatique ou rationnelle, qui est fondée sur des observations bien faites, appuyée sur des connoissances anatomiques & sur des certitudes physiques & chimiques, qui bannit tout préjugé, toute hypothèse, tout esprit de système, qui ne raisonne pourtant qu'avec la plus grande sobriété, & que les lumières & l'esprit philosophique de ce siècle nous prouvent incontestablement être la vraie médecine; ce père de notre art, dis-je, que nous consultons, & que nous suivons encore aujourd'hui avec tant de fruit, quoiqu'il n'ait écrit que dans un temps où l'on n'étoit éclairé que par une fausse philosophie; le prince de la médecine, le premier de nos écrivains, jouit de la réputation la plus éclatante. Appelé auprès de *Perdiccas*, roi de Macédoine, qu'on croyoit phthisique, sa sagacité lui fit découvrir que la cause de sa maladie étoit la passion violente dont il brûloit pour *Phila*, maîtresse de son père. Il donna des preuves de son désintéressement & de la noblesse de ses sentimens, lorsqu'il refusa les présens immenses que lui offrit *Artaxercès*, roi de Perse, pour l'engager à venir en Asie dissiper la peste qui ravageoit ses Etats, en disant : « Que l'honneur ne » lui petermettoit pas de recevoir ses » dons & de secourir les ennemis de la » Grèce. » Les habitans de l'île de *Cos*, menacés d'une destruction entière par le roi de Perse, s'ils ne lui livroient *Hippocrate*, dont la réponse l'avoit offensé, aimèrent mieux s'exposer à tout, que de livrer un tel concitoyen. Il finit enfin sa glorieuse carrière, environ 350 ans avant J. C.

« *Hippocrate* (1) dans les maladies » aiguës, qui sont celles qui demandent » particulièrement de l'exactitude, par » rapport à la nourriture, préféroit la » liquide à la solide, sur-tout quand il y » avoit de la fièvre ; il employoit pour

---

(1) Le Clerc, *Hist. de la Médecine.* liv. III, chap. XV, pag. 191 & suiv.

» cela une espèce de *bouillons d'orge*
» *mondé*, auxquels on donnoit alors
» le nom de *ptisane*, qui étoit com-
» mun tant à ces bouillons, qu'à la farine
» du grain dont on les composoit. Voici
» de quelle manière les anciens apprê-
» toient la ptisane ; ils faisoient premiè-
» rement tremper l'orge dans l'eau, jus-
» qu'à ce qu'il s'enflât ; & ils le faisoient
» ensuite sécher au soleil, & le battoient
» pour en ôter l'écorce. Après cela ils
» le faisoient moudre, & ayant fait long-
» temps bouillir la farine dans de l'eau, ils
» l'exposoient au soleil, & quand elle
» étoit sèche, ils la serroient. C'est pro-
» prement cette farine ainsi préparée
» qu'ils appeloient *ptisane*. On faisoit
» bien à peu près la même chose avec du
» *froment, du riz, des lentilles* & d'autres
» grains ; mais on nommoit ces tisanes
» du nom de ces mêmes grains, *pti-*
» *sane de lentilles, de blé,* &c. au lieu
» que la tisane d'orge s'appeloit sim-
» plement *ptisane*, par excellence.
» Lorsqu'on vouloit s'en servir, on en
» faisoit bouillir une partie dans douze
» ou quinze parties d'eau ; & quand elle
» commençoit à s'enfler en cuisant, on
» y ajoutoit un filet de vinaigre, avec

B iv

» un peu d'huile & de sel, & parfois
» un peu d'aneth ou de porreau, pour
» corriger ce que la tisane avoit de
» gluant, & empêcher qu'elle ne rem-
» plît de vents. . . .

» Il préféroit la ptisane à toute autre
» sorte de nourriture, dans les fièvres ;
» parce, disoit-il, qu'elle adoucit &
» qu'elle humecte beaucoup, outre
» qu'elle est de facile digestion. S'il s'a-
» gissoit d'une fièvre continue, il vou-
» loit qu'au commencement on donnât
» au malade de la ptisane qui fût mé-
» diocrement épaisse ; & qu'on diminuât
» ensuite peu à peu la quantité de la fa-
» rine d'orge, à mesure qu'on approchoit
» des jours où le mal doit être à son plus
» haut période. Alors il ne nourrissoit le
» malade qu'avec ce qu'il appeloit *le*
» *suc de la ptisane*, c'est-à-dire, *de la*
» *ptisane coulée* ; afin que la nature
» étant en partie déchargée du soin de
» cuire les alimens, elle pût plus aisé-
» ment surmonter la maladie.

» Pour ce qui est de la quantité de la
» nourriture & du temps de la donner,
» il faisoit prendre deux fois le jour de
» la tisane aux malades qui faisoient
» deux repas par jour dans leur santé ,

» ne jugeant pas qu'ils duffent en pren-
» dre plus fouvent étant malades, que
» lorfqu'ils fe portoient bien. Il n'ofoit
» pas même d'abord accorder de la nour-
» riture deux fois le jour à ceux qui ne
» mangeoient qu'une fois le jour en fan-
» té; mais il vouloit qu'on y vînt peu à
» peu. Dans les accès de fièvre, il n'en
» donnoit point du tout; & dans les ma-
» ladies où il y a des redoublemens, il
» ôtoit la nourriture pendant ce temps-
» là. Il nourriffoit plus les enfans, &
» moins les hommes faits & les vieil-
» lards; donnant néanmoins beaucoup
» à cet égard à la coutume de chaque
» particulier, ou à celle du pays.

» Mais quoiqu'il ne fût pas d'avis de
» nourrir trop les malades, de peur d'en-
» tretenir leur maladie, néanmoins il
» faut remarquer qu'il n'étoit point du
» fentiment de quelques médecins de fon
» temps, qui leur ordonnoient une lon-
» gue abftinence, fur-tout au commen-
» cement des fièvres. La raifon qu'il en
» apportoit, c'eft que par cette méthode
» on les affoibliffoit extrêmement pen-
» dant les premiers jours de la maladie,
» ce qui obligeoit enfuite de leur donner
» plus de nourriture qu'il n'en falloit

B v

» dans le gros du mal, qui, selon lui, est
» le temps où il faut en donner le moins.
» Il reprochoit aux médecins qui en
» usoient de cette manière, *qu'ils déf-*
» *séchoient leurs malades comme des ha-*
» *rengs, avant qu'il en fût temps, &*
» *qu'ils les faisoient mourir.*

» *Hippocrate* choisissoit d'ailleurs dans
» les maladies aiguës, & particulièrement
» dans les fièvres, des nourritures qui ra-
» fraîchissent & humectassent ; & il pro-
» pose entr'autres *la blette, la citrouille, le*
» *melon, les arroches & la patience.* Il
» nourrissoit de cette manière ceux qui
» étoient en état de manger, ou de
» prendre quelque chose de plus que
» de la tisane.

» La boisson la plus ordinaire qu'*Hip-*
» *pocrate* donnoit aux malades, étoit
» faite de huit parties d'eau sur une de
» miel : dans certaines maladies, on
» y ajoutoit un peu de vinaigre. . . .

» *Hippocrate* n'approuvoit pas qu'on
» ne donnât que de l'eau aux malades ;
» & quoiqu'il leur ordonnât souvent les
» boissons dont on vient de parler, il ne
» leur défendoit pas toujours le vin ; il
» en accordoit même quelquefois l'usage
» dans les maladies aiguës & dans les

» fièvres, pourvu qu'il n'y eût ni rêve-
» rie, ni douleurs de tête. La quantité
» d'eau qu'il vouloit qu'on y mît dans la
» santé, faisoit qu'il ne le croyoit pas
» nuisible aux malades, étant pris de
» cette manière. Il distingue d'ailleurs
» avec soin les vins propres dans cette
» rencontre, préférant à tous les au-
» tres le vin blanc, qui est clair, qui
» porte l'eau, & qui n'a ni douceur, ni
» odeur. »

Le régime de vivre prescrit par *Hip-*
pocrate, fut adopté non-seulement par
Thessalus, son fils aîné, qui passa sa vie
à la cour *d'Archelaüs*, roi de Macédoine, & par *Draco* son autre fils ; mais
il fut également suivi par *Polybe*, son
gendre, ainsi que par tous les médecins
dogmatiques qui suivirent ses traces, &
qui, de tous les anciens, ont toujours
été les plus estimés.

Sans entrer dans le détail de ce qu'ont
pensé au sujet du régime, les autres médecins de l'antiquité, dont nous ne connoissons les opinions que confusément,
& seulement par ce que nous en ont
transmis ceux qui ont vécu après eux,
& sur-tout par ce qu'en a écrit *Ga-*

lien, nous allons préfenter ce qu'ont pratiqué ceux dont nous avons les écrits ; & fans garder l'ordre des temps, nous donnerons la fuite des médecins Grecs.

Galien, natif de Pergame, ville de l'Afie mineure, qui a vécu dans le fecond fiècle de l'Eglife, fous les empereurs *Antonin*, *Marc - Auréle*, *Lucius Verus*, *Commode* & *Sévère*, après divers voyages vint s'établir à Rome, où il ne féjourna pourtant d'abord que quatre à cinq ans. Forcé par l'envie des médecins, il revint dans fa patrie ; mais il en fut bientôt rappelé par les empereurs *Marc - Aurèle* & *Lucius Verus*, qui avoient ouï parler de fon mérite ; & il paroît qu'il termina fa vie dans la capitale, ou auprès des Empereurs, &, fuivant le rapport de *Suidas*, dans la neuvième année de l'empire de *Sévère*, qui eft la première du troifième fiècle. Nous remarquerons au fujet de *Galien*, qu'on ne peut certainement placer parmi les médecins modeftes, « qu'il fe vantoit de » connoître dès la première vifite qu'il » faifoit, ou dès le premier accès d'une » fièvre, quelle forte de fièvre on devoit

» avoir, ou tierce, ou quarte, ou quo-
» tidienne (1) ; » connoiſſance qu'aucun
médecin ne ſauroit ſe glorifier d'avoir
aujourd'hui. Reſtaurateur de la médecine d'*Hippocrate*, *Galien* fut ſans contredit un des plus grands médecins de
ſon temps ; mais on lui reproche avec
fondement ſon ſtyle diffus, la grande
eſtime qu'il avoit de lui-même, le mé-
pris dont il étoit rempli pour ſes confrères, qu'il ne cachoit pas, ce qui lui attira
de leur part des tracaſſeries ſans nombre ;
& enfin ſes qualités cardinales & élé-
mentaires, & autres pareilles chimères,
qui ont porté un coup fatal aux progrès
de la médecine. « *Galien* ſuivoit pour
» la diète, les principales maximes
» qu'*Hippocrate* avoit enſeignées ſur le
» même ſujet. (2) »... On peut aiſément s'aſſurer de la conformité de ſa
doctrine avec celle d'*Hippocrate*, en con-
ſultant les Commentaires qu'il a donnés
ſur les ouvrages du père de la médecine,
principalement les quatre que nous avons

---

(1) Le Clerc, *ibid.* libr. III, cap. I, pag.
662. à la fin.

(2) Le Clerc, *ibid.* lib. III, cap. IV, pag.
701.

de lui sur le *Traité de la Diète dans les maladies aiguës* (1).

Parmi les auteurs médecins Grecs, *Oribase*, *Aëtius*, *Paul d'Egine*, *Actuarius*, tous de la secte dogmatique, & qui ont joui de la plus grande réputation, à l'exemple de *Galien*, ou suivant les traces d'*Hippocrate*, ils ont tous employé le même régime végétal dans les maladies : je ne trouve qu'*Arétée de Cappadoce*, de la secte pneumatique suivant le *Clerc* (2), & *Alexandre de Tralles*, dogmatique, qu'on peut regarder comme les meilleurs auteurs de médecine parmi les Grecs, qui s'en écartent en partie : ce n'est que dans les ouvrages de ces deux derniers, qu'il est fait mention de viandes & de bouillons ; mais ce n'est que dans le cas de foiblesse & de dégoût, ou à la fin des maladies, qu'ils conseillent cette nourriture : car ils donnent d'ailleurs la préférence, mettent au premier rang, & conseillent d'employer ordinairement le régime

______

(1) Tom. VI, pag. 407 & passim.

(2) Le Clerc, *ibid.* lib. IV, sect. ij, cap. III, pag. 508.

d'*Hippocrate*, comme nous le verrons
en son lieu.

Celse, le premier & le plus ancien des
auteurs de médecine qui ait employé la
langue latine, & dont le style est regardé
comme le modèle de l'élocution Romaine, sur l'âge, le nom, la patrie & la profession duquel il se rencontre des difficultés, que nous croyons très-bien résolues
par *le Clerc* (1), suivant lequel *Celse* a
écrit sur la fin du règne d'*Auguste*, ou
au plus tard au commencement de celui
de *Tibère*, & qui, laissant les deux questions sur son nom & sur sa patrie comme
indécises, d'après ses ouvrages, le regarde comme véritablement médecin.
Celse parle ainsi de la diète des fébricitans : « Une nourriture liquide ou qui
» en approche, très-peu nourrissante,
» convient très - bien aux fébricitans,
» sur - tout la crême de la tisane dé-
» layée (2), qui doit être très-légère

***

(1) Le Clerc, *ibid.* cap. IV, pag. 517 &
518.

(2) Nous avons traduit ainsi le terme latin
sorbitio, attendu que c'étoit ce qu'entendoit
par-là principalement Hippocrate. *Voyez* Castell. Lexic. au mot *Rophema*, & Gorræi definit. *pag. 556.*

» si la fièvre est forte. Pour la rendre un
» peu plus substantielle, on peut y ajou-
» ter le miel écumé.... On peut donner
» à la place l'alica (1) triturée ou lavée
» dans l'eau chaude; dans l'hydromel,
» si l'estomac est bon & le ventre serré ;
» avec l'oxycrat, si l'estomac est languis-
» sant & si les selles sont abondantes.

» On doit donner le premier aliment
» seul, mais on peut ajouter au second
» les herbages, les poissons à coquilles
» & les pommes (2).

» Mais comme la fièvre approche,
» commence, augmente, se soutient,
» diminue, se soutient dans cette dimi-
» nution, & finit enfin ; il convient de
» savoir que le temps le plus propre pour
» donner de la nourriture, est lorsque la
» fièvre a fini ; secondement, quand la
» diminution se soutient; troisièmement,
» s'il est nécessaire, toutes les fois qu'elle
» diminue : dans tous les autres temps il
» est plus dangereux d'en donner.

---

(1) On présume que c'étoit une préparation
de froment ou d'épautre. *Voyez* Castell. *alica,*
Gotr. *pag.* 704. *Chondros.* Le Clerc. liv. IV,
sect. j. cap. VII, pag. 474.
(2) *Celsus,* lib. III, cap. VI.

» Mais fi la foibleffe exige de nourrir
» le malade, il vaut mieux le faire lorf-
» que la plus grande force de la fièvre
» eft établie, que dans le temps de l'aug-
» mentation ; dans le prélude plutôt que
» dans le commencement ; avec l'atten-
» tion pourtant de donner toujours de la
» nourriture à un malade affoibli (1).

» Le plus excellent remède eft la
» nourriture donnée à propos (2). »

Parmi les médecins Latins de l'antiquité, je ne citerai que *Cælius Aurelia-
nus*, le feul des méthodiques dont nous
ayions les écrits, qu'il a donnés en latin, mais avec un ftyle barbare : il ne
nous refte de lui qu'un ouvrage, dont
il fait honneur à *Soranus* d'Ephèfe, qui
avoit fleuri fous les empereurs *Trajan*
& *Adrien*, dans le deuxième fiècle.
C'eft par lui feul que nous connoiffons
les fentimens de nombre de plufieurs fameux médecins de l'antiquité, de *Dioclès*;
de *Praxagore*, d'*Héraclide de Tarente*,
d'*Afclépiade*, de *Themifon*, d'*Erafiftrate*,
d'*Hérophile*, &c. dont les écrits font
perdus. On ne fait rien de pofitif ni fur

---

(1) *Id.* lib. **III**, cap. **V.**
(2) *Ibid.* cap. **IV.**

l'âge, ni sur la patrie de *Cælius Aurelia-nus.* Comme tous les médecins de la secte méthodique, après l'abstinence de deux ou trois jours, qu'ils faisoient garder à leurs malades, intervalle ou terme appelé par eux *diatritos* (1), *Cælius* s'explique ainsi : « Nous donnerons une » nourriture simple, facile à digérer, » en petite quantité, relâchante, comme » l'*alica* cuit dans l'eau ou dans l'hy- » dromel, ou le pain dans l'eau chaude, » ou l'*alica* délayé ou cuit avec le miel, » l'huile, l'anet, & un peu de sel. A » ceux qui ont le dévoiement, nous » donnerons les bouillies, le pain & les » œufs mollets (2). »

De tous les médecins Arabes, que *de Haen* appelle les singes de *Galien* (3), qui seuls ou presque seuls ont cultivé la médecine, les sciences & les arts, dans le temps de la décadence des lettres, depuis le septième siècle jusqu'au trei-zième, qui ont introduit la chimie dans

____

(1) Le Clerc. liv. IV, sect. j. chap. VII, pag. 473.

(2) *Cælius. Aurelian. acutor. morbor.* lib. I, cap. X.

(3) *Ratio medendi.* pars XIV, cap. III, tom. VIII, pag. 179.

la médecine, enrichi la botanique & la matière médicale, en nous donnant la connoissance des purgatifs doux ou minoratifs, tels que la manne, la casse, la rhubarbe, &c. qui ont perfectionné ou plutôt amplifié la pharmacie, & fait quelques progrès dans la chirurgie, par le moyen d'Albucasis, mais qui réduisirent presque notre art à un jeu de mots & à un vain appareil d'érudition ; de tous les médecins Arabes, dis-je, je ne citerai que *Rhasès*, qui est regardé comme leur chef, le seul épargné par *de Haen* (1), & qui, selon *Freind*, a vécu dans le huitième & dans le neuvième siècle, a exercé la médecine à Bagdad, ville d'Asie sur le bord oriental du Tigre, & est décédé aveugle à 80 ans, en 932 (2).

« Il faut donner aux malades attaqués » de la petite vérole, l'eau d'orge pré- » parée, comme celle dont on se sert » dans les maladies aiguës ; avec le sucre » candi, si la fièvre est médiocre & le » ventre serré ; mais si la fièvre est forte » & le ventre libre, il faut y ajouter la

---

(1) *Loco citato.*
(2) *Histor. medicin.* pag. 235.

» moitié de son poids du suc de gre-
» nades aigres , tiré des graines écra-
» sées (1). »

La médecine , comme ensevelie dans
l'oubli avec les autres sciences , les lettres & les arts , pendant plusieurs siècles ,
comme nous l'avons déja dit , ne fut
cultivée que par les Arabes , qui la trans-
mirent dans le voisinage des pays soumis
à leur domination : dans le onzième
siècle en Italie , par le moyen de *Cons-*
tantinus Africanus , natif de Carthage ,
& qui vint ensuite s'établir à *Salerne* ;
& dans le douzième siècle à *Montpel-*
lier , par *Arnaud de Villeneuve* , que
l'on croit né dans la Catalogne ou en
Languedoc , & qui, comme *Constan-*
tin , l'avoit étudiée parmi eux. De-là
vinrent l'*Ecole de Salerne* & *celle de*
Montpellier , les deux plus anciennes qui
se soient établies en Europe , & d'où
l'étude de la médecine se répandit par-
tout. Mais pour ne point abuser de la
patience de mes lecteurs , je ne rapporterai rien ici des écrivains barbares
de ces siècles d'ignorance ; je ne pour-

---

(1) *Rhasès , de variolis* , cap. XII.

rois en effet que répéter ce que j'ai déja dit d'après les médecins Grecs, Latins & Arabes, sur-tout d'après ces derniers, que l'on connoissoit seuls alors, & que l'on suivit aveuglément jusqu'après la prise de Constantinople dans le quinzième siècle, & jusqu'à la renaissance des lettres ; époque où l'on commença à consulter les originaux Grecs, que l'on n'avoit connus jusqu'alors que par les traductions infidèles des Arabes.

Nous proposant simplement de rapporter en son lieu un passage du Philonium de *Valescus de Taranta* de Montpellier, qui conseille l'usage du bouillon de poulet & les poissons écailleux de rivière, & que nous plaçons, par cette raison, parmi les partisans de la nourriture animale, avec *Arétée de Cappadoce* & *Alexandre de Tralles*, quoiqu'ils dussent peut-être à plus juste titre être compris parmi ceux qui ont adopté le régime des anciens ; nous nous transportons aussitôt dans ces heureux temps où les bonnes études furent renouvellées, & nous allons continuer de donner la suite des auteurs favorables à la nourriture végétale dans les fièvres, dans le nombre desquels nous trouverons une suite, non interrompue, de médecins les plus distingués.

Jean de Gorris, nommé en latin *Gorrœus*, médecin fameux de Paris, dont *Scévole de Sainte - Marthe* & le président de Thou parlent si avantageusement, décédé dans cette ville en 1577, âgé de 62 ou de 72 ans (1), après avoir passé les dernières années de sa vie dans un état de stupidité & d'insensibilité, dans lequel il étoit tombé par un violent effroi qu'excitèrent dans son ame, dans le temps des guerres civiles, des soldats armés, qui arrêtèrent la voiture dans laquelle il alloit voir *Guillaume Viole*, évêque de Paris. *Gorris*, après avoir décrit la manière

---

(1) « Je joindrai à ces savans hommes, *Jean de Gorris*, de Paris, fils d'un médecin de Bourges, & lui-même un des plus habiles médecins de notre temps..... C'étoit un homme, enfin, né pour faire l'ornement de son siècle, & pour le bien de la société ; généreux, désintéressé, ne le cédant à personne dans Paris pour l'érudition, pour un goût exquis, pour la politesse & pour l'heureux succès de ses cures. » *Histoire de J. A. de Thou*, traduite sur la nouvelle édition de Londres. *A Basle*, tom. V, pag. 388, année 1577.

de préparer la ptifane, fuivant la méthode des anciens, ajoute : « On fer-
» roit la ptifane ainfi préparée, fuivant
» un ufage très - excellent & très - falu-
» taire ; & plût à Dieu qu'il ne fût poin
» négligé parmi nous (1) ! »

C'eft du temps de *Jean de Gorris*,
par le confeil de *Fernel*, de *Lommius*
& de *Houllier*, qui l'avoient précédé de
peu, & avec lefquels il avoit vécu, qu'on
venoit d'abandonner en partie le régime
de vivre des anciens, & de faire ufage
des bouillons de viande dans les maladies fébriles.

Jean-Baptifte Helmont, dit *Van Helmont*, fieur de Royemborch, de Pelli-
nes, &c. gentilhomme de Bruxelles,
reçu docteur en médecine à Louvain
en 1599, finit fes jours en Hollande en
1644 ; homme d'une induftrie rare,
dans lequel on apperçoit les traits du
génie le plus lumineux, qui a porté
loin fes connoiffances, fur-tout dans la
chimie, à laquelle il s'appliqua pendant
environ cinquante ans à Wilwoord, où
il fe tenoit comme renfermé dans fon

---

(1) *Definitiones medicæ.* pag. 533.

laboratoire, faisant des expériences qui
faillirent souvent à lui coûter la vie, &
à qui nous aurions les plus grandes obligations, s'il avoit clairement exposé ses
découvertes : singulier, enthousiaste,
il a publié des ouvrages excellens, &
d'autres de la plus grande infériorité ;
rempli de respect pour *Hippocrate*, &
en même temps détracteur des anciens,
principalement de *Galien*, qu'il censure
par-tout, & des opinions duquel il a démontré l'absurdité d'une manière claire
& distincte. *Van Helmont*, dans son
traité des fièvres, qui est bon, d'un ton
emphatique, fait consister la diète dans
ces maladies, « Dans ce seul précepte
» d'*Hippocrate*, que dans les maladies
» aiguës, il faut garder d'abord un ré-
» gime de vivre très-sévère. Je n'entends
» point par-là, dit-il, un jeûne parfait
» ni une abstinence entière, non plus
» que les bouillons de viande, altérés
» avec des herbages. . . . . Je ne peux
» souffrir sur-tout qu'on refuse la bois-
» son aux fébricitans. . . . . D'ailleurs,
» cette dure ordonnance mal observée,
» a déja mille fois couvert le médecin
» d'opprobres. Je rejette aussi, dans la
» fièvre, les bouillons de viande, car la
nature

» nature les a auſſitôt en horreur ; ils
» ſont d'autant plus nuiſibles, qu'ils ſont
» plus chargés, au ſentiment d'*Hippo-*
» *crate*, qui dit : *Plus vous nourriſſez*
» *les corps impurs*, (c'eſt ainſi qu'il ap-
» pelle les fébricitans qui ont l'eſtomac
» chargé), *plus vous les incommodez.*
» Ils leur ſont en effet nuiſibles, parce
» que la viande, les œufs, les poiſſons
» & les bouillons ſe putréfient (*cada-*
» *verantur*) alors facilement, & ne
» nourriſſent pas du tout. C'eſt une
» folie de faire des ſaignées répétées,
» & de vouloir en même temps nourrir
» ceux dont l'eſtomac ne fait plus de
» fonction ; de vouloir fortifier, dis-je,
» une place dont l'ennemi s'eſt rendu
» maître (1). »

Thomas Sydenham, l'Hippocrate Anglois : nouveau légiſlateur en médecine,
il nous a laiſſé preſque autant de ta-
bleaux que de deſcriptions de maladies :
médecin d'un mérite généralement reconnu, que nous ne ſaurions aſſez mé-
diter & conſulter, & que nous devons

---

(1) *De febribus. Diæta febrium.* cap. XII,
pag. 772. *Edition d'Elzevir.*

C

presque toujours prendre pour modéle
& pour gu de ; des préceptes, enfin,
duquel nous ne devons nous écarter
qu'avec la plus grande réserve & la
plus scrupuleuse circonspection , sans
excepter même de ces règles, ces gé-
nies rares & supérieurs , faits pour se
frayer à eux mêmes & aux autres des
routes nouvelles ; également convaincu que , comme on ne fait jamais rien
de grand par imitation , on ne suivra
jamais les routes tracées par la nature,
lorsqu'on n'aura pas ce nouveau père
de la médecine pour conducteur. Ce
grand médecin, décédé à Londres en
1689 , après avoir été long-temps tour-
menté de la goutte , dont il a écrit un
traité, prescrit dans toutes les maladies
fébriles une nourriture végétale, & condamne par-tout l'usage des viandes &
des bouillons.

« Dans les fièvres continues , dit-il ,
» si la fièvre n'est ni trop forte , ni trop
» foible , je l'abandonne à elle-même
» sans faire aucuns remèdes , à moins
» que l'importunité des malades ou des
» assistans ne m'arrache quelque chose...
» Je ne dois point ici passer sous silence,

» qu'appelé très - souvent par des gens
» de basse condition, & avec peu de
» moyens, je me suis contenté, après
» une saignée & un émétique, (au-
» tant que l'indication le demandoit),
» de leur prescrire de rester au lit pen-
» dant tout le temps de la maladie, de
» prendre des bouillons d'orge, d'ave-
» nat ou d'autres choses semblables, &
» de boire en même temps de la petite
» bière dégourdie pour étancher leur
» soif.... & sans autre remède qu'un
» léger purgatif à la fin, je les ai par-
» faitement guéris. »

» Car le régime de vivre que j'ai
» prescrit jusqu'à présent, est le même
» à peu près que celui dont je viens de
» parler, comme des bouillons d'ave-
» nat, d'orge; des panades faites avec
» le pain, le jaune d'œuf, le sucre &
» l'eau; des bouillons de poulet légers;
» le petite bière houblonnée, dans la-
» quelle on peut ajouter, dans le fort
» de la fièvre, le suc d'oranges récent &
» légèrement cuit, ou autres choses sem-
» blables, quoique les bouillons d'orge
» suffisent. Refuser la petite bière, prise
» en médiocre quantité, est une rigueur,
» non - seulement peu nécessaire, mais

» fouvent même préjudiciable (1). »

« Non content de fe fervir du même
» régime de vivre dans d'autres fièvres,
» il défend de plus les bouillons de
» poulet même & d'autres viandes (2). »

« Dans l'efquinancie , ne donnez
» jamais de viandes d'aucune efpèce ,
» ni des bouillons, mais nourriffez vos
» malades avec des crêmes d'orge ,
» &c. (3) »

« Dans les toux épidémiques , fi la
» toux n'étoit point accompagnée de
» fièvre & d'autres accidens , il fuffifoit ,
» à mon avis , que le malade fe privât
» de viandes (4). On attaquoit avec le
» plus grand fuccès la fièvre & les au-
» tres fâcheux accidens par la faignée (5).

---

(1) *Feb·is contin.* annor. 1661 , 62 , 63 ,
64. pag. 37 & 38. fect. j. chap. IV.

(2) Sect. iij. cap. III , pag. 101.— Sect. iv.
cap. IV, pag. 118.

(3) Sect. vj. cap. VII, pag. 177.

(4) Sect. v. cap. V, pag. 151.

(5) Ce n'eft qu'avec beaucoup de peine
que j'a pu déterminer mes malades à fe faire
faigner dans les toux épidémiques , quoique
j'aie toujours vu réuffir ce fecours , fur-tout
quand la fièvre étoit de la partie. Un préjugé
folidement établi ici , étoit , qu'il ne faut jamais faigner dans les rhumes,

» . . . . . J'avertissois en même temps le
» malade de se priver de viandes (1). »

Il répète la même chose dans la fièvre érysipélateuse, pour laquelle il permet de plus les pommes rôties (2).
Dans les petites véroles régulières &
anomales, discrètes & confluentes, tout
comme dans les rougeoles, il ne nourrissoit pas autrement ses malades (3).
Dans toutes les maladies fébriles, enfin,
Sydenham défend les viandes & les
bouillons, & ne prescrit que des crêmes
d'orge, d'avenat, des panades, des
pommes cuites ou autres choses semblables, & il n'a permis que très-rarement les bouillons de poulet légers.

Qu'on ne soit point étonné de me
voir rapporter tant de passages de *Sy-*
denham : les lumières que l'on acquerra
dans les connoissances des maladies,
les heureux succès qu'on obtiendra dans
la pratique, ce que je crois avoir évi-

____

(1) *Ibid.* pag. 152.
(2) Sect. vj. cap. VI, pag. 175.
(3) Sect. iij. cap. III, pag. 89. — Sect. iv.
cap. V, p. 121. — *Ibid.* Cap. VI, p. 127. —
Sect. v. cap. III, pag. 144. — *Dissert. epistol.*
pag. 250. *Genevæ, Detournes*, 1749.

C iij

demment vérifié plusieurs fois, feront
regarder comme autant de lois, qu'on
ne pourra transgresser sans s'égarer,
les préceptes donnés par un praticien
d'un si grand mérite, & d'une réputation si distinguée ; & comme on ne
trouve point de médecin qui ne parle
de *Sydenham* avec le plus profond respect, je pense que son autorité seule
suffiroit pour décider la question que je
traite.

Richard Morton, autre médecin de
Londres & contemporain de *Sydenham*,
fut d'abord chapelain en Worcestershi-
re ; mais comme il ne voulut pas se
conformer, il s'adonna à la médecine,
& suivit le prince d'Orange à Oxford
en qualité de son médecin. Il devint
membre du collège des médecins de
Londres, & mourut en Surrey en
1698. Il nous a laissé des ouvrages excellens, sur-tout un traité sur la phthisie
très estimé. *Morton* conseille pour les
fébricitans, » une nourriture très-légère,
» donnée souvent, mais en petite quan-
» tité chaque fois, sur-tout durant les
» redoublemens & dans l'augmentation
» de la fièvre, comme les crêmes d'or-
» ge, d'avenat, les panades, le petit-

» lait altéré avec la sauge , la petite
» bière . . . . l'aile (1), la ptisane (2). »

« Dans les petites véroles , la diète
» qu'il prescrit (comme dans toute au-
» tre fièvre) est très-légère . . . comme
» les crêmes d'orge , d'avenat, le petit-
» lait simple ou altéré avec les feuilles
» de sauge ; la rapure de corne de cerf
» & d'ivoire ; de plus, (pourvu qu'il
» n'y ait point de diarrhée) la pulpe
» de pommes cuites, la bière ou l'aile ,
» &c. (3). »

Morton, non content de prescrire
une nourriture presque toute végétale
dans les fièvres continues , employoit le
même régime de vivre dans les intermittentes (4).

Martin Lister, célèbre par quantité
d'ouvrages sur l'Histoire naturelle , sur

---

(1) C'est une espèce de bière sans houblon.
Lémery *Pharmacop.* pag. 149; & Geoffroy
Tract. de Mater. Medic. de hordeo. Tom. III,
pag. 582.

(2) *De Method. curand. febr.* cap. IV, pag.
121.

(3) *De Apparat. variolar.* cap. VII, pag.
55.

(4) *De febris intermittent. indicat. curativ.*
cap. VI, pag. 37.

C iv

les insectes, les limaçons, &c. sur les eaux minérales, après avoir exercé la médecine dans la ville d'Yorck, vint enfin s'établir à Londres, & fut médecin de la reine Anne, contemporain de *Sydenham* & de *Morton*; il mourut à peu près dans le même temps que ce dernier. *Lister* employoit le même régime dans les petites véroles (1).

Herman Boerhaave, l'immortel *Boerhaave*, dont le nom est l'éloge, ce restaurateur de la médecine hippocratique & dogmatique, qui aimoit si fort les remèdes simples, & qui s'en servoit de préférence, qui adopta, pour le traitement des maladies aiguës, la méthode de *Sydenham*, comme un prodige apparu dans notre siècle; réunissant en lui & à un degré supérieur, toutes les connoissances de notre état : physicien, mathématicien, anatomiste, botaniste, chimiste, théoricien, praticien; il savoit toutes les langues, le Grec, l'Hébreu, le Chaldéen, le Latin, le François, l'Italien, l'Anglois, l'Allemand, l'Espagnol, & enfin sa langue paternelle, le Hollandois. Nouvel Esculape, sa mai-

______

(1) *De Variolis.* pag. 16.

fon à Leyde, étoit regardée comme le temple de cette divinité, où l'on accouroit en foule de toute l'Europe, où l'on s'adreffoit même des Indes, pour profiter de ses leçons & de ses avis (1). Cet homme plus que célèbre, vifité par le fameux Czar *Pierre le Grand*, par le duc de Lorraine *François Etienne*, depuis grand-duc de Tofcane & empereur, qui admirèrent la beauté de fon génie & la vafte étendue de ses connoiffances, confulté par nombre de potentats, finit fa brillante carrière en 1738, laiffant à une fille unique une fortune prodigieufe, de plufieurs millions de livres de notre monnoie; lui qui, en commençant, fut obligé de faire des leçons de mathématiques pour fubfifter. *Boerhaave* a rendu les plus grands fervices à la médecine, & a peuplé l'Europe de grands médecins. On peut, à la vérité, lui reprocher des erreurs & des fautes; mais par la feule raifon, à mon avis, qu'il eft attaché à

---

(1) Un mandarin de la Chine lui écrivit avec cette feule adreffe: *A l'illuftre Boerhaave, médecin en Europe*, & la lettre lui fut rendue. *Diction. hiftoriq.* tome V.

l'humanité de ne pouvoir les éviter entièrement. Peut-on, en effet, s'attacher à des ombres, quand on a tant de chofes brillantes à confidérer?

> Verùm, ubi plura nitent in carmine, non
>   ego paucis
> Offendar maculis, quas aut incuria fudit,
> Aut humana parum cavit natura.
>
>   *HORATIUS, De Arte poeticâ*, v. 351.

Ce grand homme, dont les écrits nombreux, clairs & fublimes, ne font & ne feront pas moins toujours néceffaires aux médecins, que ceux d'*Hippocrate* & de *Sydenham*, ces deux princes de la médecine, qu'il a égalés, peut-être furpaffés; *Boerhaave* parle ainfi dans fes Inftitutions de Médecine :

« Lorfque les humeurs tendent à » l'alkalinité (1), il faut tirer la nourri-» ture : 1°. D'une décoction promptement faite des femences fromenta-

---

(1) Je penfe qu'il faudroit dire à la putridité, plutôt qu'à l'alkalinité, comme paroiffent le demander les expériences de M. *Gabert*, approuvées & confirmées par M. *Pringle*. Voyez *Malad. des Armées. Réponfe à MM.* de Haen & Gabert. tom. II, pag. 385 & fuivantes.

» cées, d'abord légérement rôties &
» séchées, préparées par une longue
» coction dans l'eau pure, pour en faire
» une ptisane légère, une crême pure,
» plus ou moins chargée ; ou la bouillie
» épaisse des Grecs, ou d'autres sem-
» blables préparations avec la mie de
» pain & l'eau, comme les panades,
» plus ou moins épaisses, des Italiens,
» ou bien celles des Anglois & des Al-
» lemands, faites avec l'avoine, qui sont
» très-bonnes & fort en usage. Pour les
» faire, on emploie toutes les semences
» fromentacées & légumineuses ainsi
» préparées, (le froment, l'épeautre, le
» seigle, l'orge, l'avoine, &c.) & les
» émulsions ou les décoctions d'aman-
» des, de pistaches, de semences de
» pavots, &c. 2°. Des fruits bien mûrs,
» aigres-doux, agréables au goût, pleins
» de suc, récens ou confits au sucre, ou
» mis en gelée & cuits dans l'eau, &
» préparés ensuite avec un peu de pain
» également cuit : tels sont les pommes
» acidules & vineuses, les coings mûrs,
» les oranges des Indes & du Portugal,
» les poires acidules & vineuses, les pê-
» ches, les abricots, les prunes aigres &
» douces, mûres, sèches, de France,

» d'Espagne, de Damas ; les cerises, les
» mûres, les raisins frais ou secs, les
» groseilles, les framboises, les raisins
» de bois, les baies de sureau & d'iè-
» ble, les fraises, &c. 3°. Des fruits
» pulpeux & mous, fondus également
» dans l'eau par une longue coction,
» & assaisonnés ensuite pour les rendre
» plus agréables au goût, comme les
» pommes, les concombres, les cour-
» ges, les melons & les têtes d'arti-
» chauts. 4°. Des herbes potagères lai-
» teuses, douces & aigrelettes, comme
» les choux rouges, les navets, les
» chicorées, les pourpiers, l'oseille, la
» scorsonère, le cerfifi, le chervi, &c.
» 5°. Le lait des animaux *herbivores*,
» le petit-lait, & toutes leurs prépara-
» tions (1). »

« Les signes de l'acrimonie alkaline,
» (*ou plutôt putride, comme nous l'a-*
» *vons déja remarqué*), sont, la fétidité
» cadavéreuse, en tout ou en partie ;
» la saveur, comme de la chair ou de
» l'urine putréfiée ; lorsque l'épiderme
» est entamé, la couleur cendrée, plom-
» bée, noire, faisant des progrès rapi-

____

(1) *Inftitut. Medic.* paragraphe 1100.

» des ; une soif ardente , qu'on peut à
» peine étancher , la perte totale d'ap-
» pétit , les selles libres avec des matiè-
» res liquides , luisantes , extrêmement
» fétides , brunes , noires ; l'urine âcre ,
» épaisse , brune , écumeuse , puante ,
» comme si elle étoit putréfiée , presque
» sans sédiment ; point de sueurs , ou
» une semblable à l'urine dont nous ve-
» nons de parler ; la peau sèche , com-
» me l'intérieur des narines , de la bou-
» che , &c.; le sang clair sans consis-
» tance , d'un rouge brillant , qui se fige
» à peine ; des pustules rougeâtres , sa-
» nieuses , brunes , plombées , noires ,
» tournant aussitôt en gangrène ; des
» bubons , des charbons , des taches
» pourprées , des inflammations très-
» aiguës , faisant leur cours avec la plus
» grande célérité ; le sphacèle avec des
» hydatides (1) ; le soulagement ou la
» diminution de tous ces maux , par le
» secours des acides (2). »

----

(1) On appelle ainsi des pustules ou des tu-
meurs vésiculaires, remplies d'eau ou de lymphe , qui surviennent dans quelque partie du
corps que ce soit. *Voyez* Castelli Lexicon , au
mot *hydatis* , & Gorræi definit. *pag.* 650.

(2) *Instit. Med.* paragraphe 912.

Dans ses Aphorismes, « parmi les
» effets de la fièvre , il place la dégé-
» nération morbifique des humeurs. »
Et *Van Swieten* , dans ses Commentaires , nous explique clairement quelle
est cette dégénération , en nous disant :
« Par l'action de la fièvre excitée dans
» un corps très-sain , par l'effet du virus
» variolique , dans l'espace de peu de
» jours , la plus grande partie de nos
» humeurs est convertie en pus ; &
» dans les mauvaises espèces de petite
» vérole , tout est transformé en sanie
» gangréneuse. . . . L'urine devient ex-
» trêmement âcre , & souvent toute pu-
» tride , en lavant les sels & les huiles
» du sang , devenus âcres & volatils par
» l'augmentation du mouvement ; la sa-
» live devient gluante & putride ; les
» selles très-liquides ont une odeur cada-
» véreuse , la bile , &c. (1). »

« De toute la doctrine de la chaleur ,
» dit *Boerhaave* , on comprend pour-
» quoi la fièvre , avec une grande cha-
» leur , est aiguë , courte , putride , & ,
» dans le plus grand degré de chaleur ,

---

(1) Van-Swieten. *In Aphoris.* 587. tom.
II, pag. 56.

» peſtilentielle.... La chaleur putréfie ;
» la putréfaction finie, ne donne point
» de chaleur par elle-même (1). »

« On pourvoit à la vie & aux forces
» (dans les fièvres) par des alimens &
» par des boiſſons fluides, aiſés à digé-
» rer, qui réſiſtent à la pourriture, qui
» appaiſent la ſoif, propres à exciter
» l'appétit, oppoſés à la cauſe connue
» de la maladie (2).

Il eſt donc évidemment prouvé, d'a-
près *Boerhaave*, que dans les fièvres,
nos corps tendent non-ſeulement à la
putréfaction, mais encore qu'ils ſe putréfient véritablement. De-là, il eſt également prouvé qu'il n'a conſeillé & employé dans ces maladies qu'une nourriture végétale ; & il eſt entré à ce ſujet
dans le plus grand détail, ce que nous
avons cru devoir rapporter ici en entier
pour l'inſtruction de nos lecteurs ; nourriture végétale, dis-je, dans laquelle
ſeule on peut trouver réunies, toutes
les qualités qu'il demande dans celle
qu'il propoſe pour les fébricitans. Ce
n'eſt en effet que dans le cas d'acrimo-

---

(1) Boerhaave. *Aphoriſm.* 698.
(2) dem. *Aphoriſm.* 599.

nie acide (1), (si elle a jamais lieu véritablement dans nos corps, ailleurs que
dans l'estomac & dans le tube intestinal) qu'il prescrit des alimens tirés du
règne animal, les bouillons, les gelées,
les consommés, &c. Or, les médecins
font très-universellement convenus, que
cette acrimonie acide n'a point lieu dans
les maladies fébriles.

Qu'on ne nous objecte point ici,
que dans les fièvres les malades ont
quelquefois des nausées, des renvois &
des vomissemens sensiblement aigres ;
car on n'observe ces accidens que dans
les commencemens des maladies, lorsque dans le corps les dégénérations ne
font encore que commencées, ou lorsque les alimens n'ont point assez séjourné
dans l'estomac, & qu'ils n'ont subi encore que le mouvement de fermentation acide, qu'ils doivent éprouver avant
de se putréfier (2). Tous les autres signes
observés dans les fièvres indiquent l'alkalinité, ou plutôt la putréfaction, com-

____

(1) *Instit. Medic.* paragr. 1102. *Si autem indoles acida*, &c.

(2) La putréfaction est le terme & le dernier degré de toute fermentation. *Dictionnaire
de Chimie*, tom. II, page 335.

me la dégénération qui l'accompagne &
qui la fuit , ainsi que nous l'avons prouvé
& que tout le monde en convient (1).

Sans suivre l'ordre des temps , s'entend sans donner la lifte des auteurs
d'après l'époque de leur mort , après
Boerhaave , après le maître , je crois
devoir placer ici deux de fes plus célèbres disciples , fes dignes commenta-
teurs , le baron de *Van Swieten* & le
baron *de Haller*.

Gérard Van Swieten , baron du faint
Empire , premier médecin & biblio-
thécaire de Leurs Majeftés Impériale &
Royale , préfident perpétuel de la faculté
de médecine de Vienne en Autriche ,
& de celles des Etats Héréditaires ; préfident en fecond des études ; membre
de l'académie des fciences de Paris , de
celles de Pétersbourg & de Sienne , de
la fociété royale de médecine d'Edimbourg , & de plufieurs autres fociétés
littéraires de l'Europe ; membre de la
Nobleffe & des Etats du Tirol , de la
Carinthie & de la Carniole , comman-
deur de l'ordre de S. Etienne , gentil-

------

(1) Voyez ci-devant , page 10; ci-après
Van-Swieten; & Huxham, pag. 74.

homme & médecin à jamais recommandable par fes écrits & par les fentimens du cœur. Connu par les traverfes
que fon mérite lui avoit attirées, par
fes vaftes connoiffances, par la probité
la plus décidée, par une impartialité à
toute épreuve, par un amour ardent
pour fes devoirs, par l'activité la plus
infatigable, & enfin, par fon attachement inviolable à l'Eglife Catholique,
qui lui avoit été tranfmis par fes ancê-
tres, qui n'héfitèrent pas à lui facrifier
les biens & les honneurs auxquels ils
avoient droit de prétendre par leur naif-
fance ; de Leyde, où il étoit né le 7 mai
1700, il fut appelé à la cour Impériale
par l'illuftre *Marie-Thérèfe,* impératrice-
reine, qui ne fut point rebutée du peu
de fuccès de fes premières tentatives
pour l'attirer. La confiance, les bontés,
les honneurs dont l'impératrice - reine
l'a comblé, foit pendant fa vie, foit
après fon décès, arrivé le 18 juin 1772,
forment la partie la plus intéreffante de
fon éloge (1), que nous a donné le cé-

______

(1) On le trouve à la tête du Ve volume
ou du dernier de fes *Commentaires fur les
Aphorifmes* de Boerhaave.

libre M. *de Fouchy*, ancien secrétaire
de l'académie royale des sciences de
Paris.

Van Swieten dans ses commentaires
sur l'aphorisme de *Boerhaave* 599, que
nous venons de citer, s'explique ainsi :

« Nous avons déja dit ailleurs, (Apho-
» risme 100.) que par la seule augmen-
» tation du mouvement circulaire, les
» sels & les huiles du sang deviennent
» plus volatils & plus âcres ; c'est-à-
» dire, tendent à la putréfaction. Ainsi,
» comme dans la fièvre la circulation se
» fait avec plus de célérité, on a la
» même dégénération à craindre ; &
» c'est par cette raison que, parmi les
» effets de la fièvre, nous avons placé
» la dépravation putride des humeurs.
» On tire donc de là le motif pour le-
» quel, dans le régime de vivre des fé-
» bricitans, on doit choisir les alimens
» contraires à la pourriture. *Hippocrate*
» ne se servoit presque que de la seule
» ptisane d'orge, du suc ou de la crê-
» me, comme nous le savons par ce
» qu'il dit dans le livre *du régime de*
» *vivre dans les maladies aiguës* : il y
» ajoutoit l'oxymel, l'hydromel & au-
» tres choses semblables, alimens qui

» naturellement deviennent acides, &
» prennent un caractère oppofé à la
» putréfaction. Par la même raifon, on
» évite tous les corps gras, qui, par une
» plus grande chaleur, acquièrent fi fa-
» cilement une acrimonie rance très-
» mauvaife. C'eft par le même motif
» que *Sydenham*, dans les maladies ai-
» guës, défendoit les viandes & les
» bouillons mêmes, & qu'il ne fe fer-
» voit prefque que de panades, de crê-
» mes d'orge, de pommes cuites &
» d'autres chofes femblables. *Van Hel-*
» *mont* lui-même, quoiqu'il cenfure
» prefque par-tout les opinions des an-
» ciens, & qu'il paroiffe faire peu de
» cas des règles diététiques dans les
» maladies, comme nous l'avons dit ci-
» devant; cependant, dans le régime de
» vivre des fébricitans, il condamne les
» bouillons de viande, fur-tout ceux
» qui font trop chargés (1). » *Ils leur*
font en effet nuifibles, parce que la
viande, les œufs, les poiffons & les
bouillons, &c. (2)

____

(1) *In Herman. Boerhaave Aphorifm.* 599.
tom. II, page 92 & fuiv.
(2) Voyez ci-devant, page 49.

Albert de Haller, autre célèbre disciple & commentateur de *Boerhaave*, fameux médecin de Berne, conseiller & médecin du roi d'Angleterre dans l'Electorat de Hanovre, membre du grand conseil souverain de la République, président de la société royale de Gottingue, de la société économique de cette ville, membre de l'académie royale des sciences de Paris, associé de l'académie royale de chirurgie, membre des académies & sociétés des Curieux de la Nature, de Londres, de Berlin, de Harlem, d'Edimbourg, de Bologne, de Stockolm, d'Upsal, des Arcades, de Munich, &c. chevalier de l'ordre Polaire, &c. que nous venons de perdre dans le mois de décembre dernier, âgé de 69 ans, nous a donné grand nombre d'excellens ouvrages qu'il a composés lui-même, outre ceux qu'il a commentés, revus & retouchés. Je ne citerai de *Haller* qu'un passage court & précis, concernant le régime de vivre dans les maladies aiguës, & qui fait clairement connoître sa façon de penser à cet égard. Pour détruire le reproche fait à *Hippocrate* par *Asclépiade*, & répété par *Genga*, « que sa pratique étoit la médi-

» tation de la mort, parce que dans fes
» Epidémies il ne parle prefque d'aucun
» fecours employé pour fes malades, &
» qu'il en a perdu un fi grand nombre ;
» qu'on ne fupporteroit point à Rome,
» de fon temps, un médecin auffi mal-
» heureux dans l'exercice de fon art ;
Haller s'explique ainfi : « Il paroît de
» plus clairement, que dans les mala-
» dies aiguës il a pris la bonne route,
» fuivie aujourd'hui même par tout bon
» médecin, prefque fans aucun chan-
» gement : méthode fuivant laquelle on
» guérit les fièvres par les faignées, par
» les acides, & par un régime de vivre
» léger & végétal (1). »

Fréderic Hoffman, né à Hall en 1660,
trouva un ami, bientôt un rival dans le
célèbre *Stahl*, qui étoit du même âge.
Il fut nommé profeffeur primaire en médecine en 1693, dans l'univerfité fondée dans fa patrie par *Fréderic*, roi de
Pruffe ; devint un des plus célèbres médecins d'Allemagne, & illuftra le nom
de fa famille, où depuis très-long-temps
fes auteurs paternels & maternels avoient

______

(1) *Methodus ftud. Medic.* &c. *De Stud.*
practico, tom. II, page 814.

exercé avec honneur la médecine, la
chirurgie & la pharmacie. *Hoffman* est
certainement un de nos meilleurs auteurs, au jugement même d'*Astruc* (1),
qui me paroît très-impartial dans ses
décisions, & qui veut le comparer,
non à *Hippocrate*, mais à *Galien*, à
cause de son style, le plus ordinairement lâche & diffus. Sa diction est en
effet verbeuse, quoique beaucoup moins
cependant que celle de *Galien*, auquel
Hoffman est d'ailleurs supérieur à tous
égards. *Boerhaave* avoit une si haute
estime pour lui, que, consulté par le roi
de Prusse *Fréderic Guillaume*, malade
au camp du Rhin en 1735, il conseilla
à ce monarque d'accorder à *Hoffman*
une confiance entière, que son mérite
lui avoit procurée d'avance (2). Notre

---

(1) *Maladies des Femmes.* tom. III, page
438 & suiv.

(2) Henri Schulze, qui a écrit sa vie que
l'on trouve à la tête de la vaste collection de
ses ouvrages, rapporte, *page 13.* que le roi de
Prusse avoit accordé sa confiance à *Hoffman*
en 1728, & qu'il l'avoit alors pris pour un de
ses médecins. Il avoit été nommé d'ailleurs,
médecin du Roi en 1702, & resta à la cour
depuis 1709 jusqu'en 1711.

professeur, qui a enrichi la médecine, la physique & la chimie, d'un nombre infini d'ouvrages qui le rendront à jamais recommandable, & auxquels il a travaillé principalement dans le temps que l'ennui d'une vie contraire à ses inclinations, & quelques démêlés qu'il avoit eus avec *André Gundelsheimer*, lui ayant fait quitter la cour de *Fréderic I*, roi de Prusse, qui l'avoit choisi pour son médecin, il vécut tranquillement retiré dans sa patrie. *Hoffman*, décédé en 1742, après avoir joui de la plus grande réputation, quoiqu'il ait exercé la médecine dans un pays où, comme en France, l'usage des bouillons de viande est presque généralement reçu dans les maladies fébriles (1), nous dit, en parlant des fièvres de toute espèce :

« Ni au commencement ni à la fin,
» encore moins dans le fort de la ma-
» ladie, il ne faut point surcharger les
» malades d'alimens tirés de viandes,
» d'œufs & de choses grasses ; car ils
» ne peuvent manquer d'être nuisibles,
» parce qu'avec la foiblesse & la cor-

____

(1) Voyez ce que dit à ce sujet *de Haen*, ci-après, *page* 142.

—

ruption

» ruption des humeurs, ils furchargent
» davantage les forces, ils engendrent
» des crudités, & augmentent la matière
» & le foyer de la maladie (1).

» On ne fauroit exprimer combien
» les femmelettes nuifent dans toutes les
» fièvres, principalement dans les ma-
» lignes & dans les lentes, en follici-
» tant continuellement les malades à
» prendre des bouillons fortifians &
» nourriffans. J'ai appris, par des obfer-
» vations répétées, que ces alimens
» avoient non - feulement occafionné
» l'augmentation des accidens & de la
» force de la maladie, mais encore la
» perte des malades ; car ces matières
» nourriffantes, ne pouvant être fuffi-
» famment travaillées, conduites con-
» venablement, tournent plutôt en pour-
» riture...... Du refte, la diète très-
» légère & liquide, eft excellente & fans
» danger pour tous les fébricitans, fui-
» vant l'avis d'*Hippocrate* (2).

» On ne fauroit affez recommander,
» dans les maladies aiguës, d'employer

______

(1) Sect. I, cap. X, tom. I, pars I, page 78.

(2) *De febrib.* cap. I, tom. V, page 371.

D

» une diète sévère. Une nourriture gros-
» sière & abondante, enlève grand nom-
» bre de fébricitans (1). »

Ce que nous rapportons ici, joint à
ce que nous avons dit ailleurs d'après
Hoffman (2), prouve évidemment
combien cet habile praticien étoit éloigné de l'usage des bouillons de viande
dans les maladies fébriles, autant par
le raisonnement, que par les mauvais
effets qu'il avoit observés dans les malades qui gardoient ce régime, employé
& établi dans les pays qu'il habitoit,
sur-tout par l'importunité des femmelettes ; motif auquel *Rivière* en attribue
principalement l'introduction, comme
nous le verrons en son lieu. Nous jugeons ainsi fort inutile de citer ce que
Hoffman avance ailleurs, de propre à
confirmer sa façon de penser sur cette
matière (3).

Jean Huxham, célèbre médecin de
Plymouth, membre de la société royale

( ) *Annotation. in Poterii observ.* Centur. I,
cap. XXXIX, tom. V, page 89.

(2) Voyez ci-devant, pages 24 & 25.

(3) *De salubrit. & insalubrit. esculentor,*
tom. I, pag. 106 & 108. & passim.

de Londres, & associé du collège royal de médecine d'Edimbourg, dont la réputation n'est point aussi étendue, ni le nom connu autant qu'il paroît le mériter, mais qui est véritablement estimé de ceux qui connoissent le jugement qu'a porté la société royale des sciences de Londres, sur ses *Observations de l'Air & des Maladies Epidémiques*, qui contiennent des observations de médecine marquées au coin de la plus grande sagacité, appuyées de l'autorité d'*Hippocrate*, de *Celse*, d'*Arétée* & de nombre d'autres. Cet excellent médecin, animé du seul desir d'être utile à l'humanité, en soumettant les opinions des autres au tribunal de la raison & de l'expérience, n'a jamais rabaissé ni censuré personne ; il s'est contenté d'étudier la nature, de la suivre, & d'indiquer les meilleures méthodes pour combattre les maladies. Etabli dans une petite ville sur les bords de l'Océan, les cas les plus rares se sont présentés à lui ; il les a décrits avec la plus grande exactitude, il en a donné le meilleur traitement. Il nous a averti de ne point donner le kina précipitamment dans les fièvres intermittentes ; il a éprouvé l'utilité des

D ij

purgatifs dans la fièvre fecondaire des petites véroles ; il donne le traitement d'une toux convulfive très-difficile , & celui de la colique des peintres , qui approche beaucoup de celui qui a été donné par M. *Dubois* , & éprouvé par lui dans l'hôpital de la Charité de Paris , &c. &c. *Huxham* , que M. *Pringle* croit très en état de repouffer l'attaque de *De Haen* (1) , & qui doit avoir terminé fa carrière , puifque nous ne connoiffons point d'ouvrage forti de fa plume depuis 1748 ; *Huxham* , dis-je , s'explique ainfi :

« Dans toutes les fièvres , principa-
» lement dans les ardentes & dans les
» inflammatoires , il eft très - néceffaire
» d'employer un régime délayant ; car
» dans ces maladies , par la diffipation
» de fes parties les plus fluides , le fang
» devient trop épais & vifqueux ; & la
» férofité reftante , par l'augmentation &
» la continuation de la chaleur , s'épaiffit
» de plus en plus & fe convertit en gelée ;
» de forte qu'il faut employer une boif-
» fon rafraîchiffante , liquide & délayan-
» te , pour réparer les pertes faites par la

---

(1) *Maladies des Armées*. tom. II , pag. 347.

» diffipation de la lymphe & de la féro-
» fité, & pour conferver à la maffe des
» humeurs un degré convenable de flui-
» dité. — Cette boiffon doit être en gé-
» néral d'une qualité acefcente, & en
» quelque façon favonneufe. Les acefcens
» rafraîchiffent véritablement, & arrêtent
» la dégénération alkalefcente (*il con-*
» *vient toujours de dire putride*, *comme*
» *nous l'avons prouvé ailleurs*) des hu-
» meurs, augmentée continuellement
» par le frottement & par la chaleur; car
» les fels & les huiles animales font fort
» exaltées, & deviennent plus rances
» & plus âcres par la chaleur fébrile.
» L'huile la plus douce & le beurre,
» acquièrent une acrimonie très - forte
» par la chaleur. — Les favonneux fon-
» dent non-feulement mieux les humeurs
» épaiffies, mais ils procurent encore
» une mixtion plus convenable de toutes
» leurs parties, en uniffant plus intime-
» ment avec le fang, le fel, les foufres
» & l'eau. J'ai vu fouvent dans les fièvres
» aiguës, rendre par les urines l'eau auffi
» claire & auffi limpide qu'elle avoit
» été prife; (ce qui, pour le dire en
» paffant, eft un accident très - dange-
» reux). L'eau pure ne contracte point

D iij

» d'union avec les huiles ; de sorte que,
» si la sérosité du sang est convertie en
» gelée par la chaleur (1) , & si sa partie
» huileuse , sortie de ses réservoirs , a
» acquis de l'acrimonie , il n'est point
» étonnant que l'eau ne puisse point s'y
» mêler & la délayer ; de-là , on voit
» la nécessité de joindre à l'eau des sa-
» vonneux , tels que le sucre , les sirops,
» les gelées ou les marmelades de fruits ;
» de cerises , de groseilles , de framboi-
» ses & autres semblables. Les sucs de
» citron ou d'orange avec un peu de
» sucre , délayés & fondus dans suffi-
» sante quantité d'eau , fournissent une
» boisson très-agréable , & remplissent
» les indications de l'acide & du savon-
» neux.

» Je dois ajouter encore ici , que
» c'étoit la méthode des anciens , qui
» n'employoient dans les fièvres que

---

(1) Dans les expériences, il faut au moins
un degré de chaleur supérieur au 50° de Réaumur pour coaguler la lymphe , tandis que cela
arrive dans un pleurétique au degré de 30.
Voyez Sauvages, *Nosolog. methodic.* Tom. I,
pag. 298 & sequent. On n'a point donné encore la solution de ce phénomène.

» les légers délayans. . . . . (1).

» Les humeurs animales tombent
» d'elles - mêmes dans la putréfaction
» & dans la dissolution, si on ne les en
» empêche, & si on ne les corrige par
» des alimens acidules ; un régime de
» vivre consistant entièrement en vian-
» des, en poissons & en aromates avec
» de l'eau, procurera bientôt une fièvre
» putride. Le pain est non - seulement
» un aliment, mais par sa qualité aces-
» cente, il corrige les sucs putrides des
» autres nourritures. Les Espagnols &
» les François prisonniers ici, après s'être
» nourris de viandes sans modération &
» contre leur habitude, furent attaqués
» d'une fièvre de cette nature, qui en
» enleva un grand nombre. — Ils en
» étoient si avides, qu'ils expiroient
» avec le morceau de viande dans la
» bouche (2).

» Dans le commencement des fièvres
» malignes, j'ai trouvé le sang épais &
» recouvert de la croûte que nous nom-
» mons couenne ; tandis que celui qu'on

____

(1) *De febre simplici.* pag. 6 , 7 , & 13.
(2) *De sanguinis resoluto statu.* cap. V, pag.
47.

D iv

» tiroit au même malade, deux ou trois
» jours après, étoit entièrement liquide
» & diffous comme de la fanie. — C'eft
» ce que j'ai obfervé fouvent dans les
» François détenus ici prifonniers, qui
» périffoient à troupe d'une fièvre, con-
» tagieufe, peftilentielle, accompagnée
» le plus fouvent de taches pourprées
» & de dyffenterie, avec des déjections
» fanguinolentes. Dans ces fièvres (com-
» me dans toutes les autres), les chirur-
» giens François, fuivant leur coutume,
» faifoient des faignées tous les jours,
» ou tout au moins un jour, l'autre non.
» — Dans quelques-uns de leurs officiers
» (traités ainfi), j'ai trouvé le fang tiré
» à la troifième ou à la quatrième fai-
» gnée, entièrement diffous & fanieux,
» quoique celui de la première faignée
» eût été affez épais. — Le traitement
» qu'ils employoient d'ailleurs étoit fi
» déplacé, que dans le temps qu'ils
» étoient fi empreffés *de faire des fai-*
» *gnées, ils rempliffoient leurs malades*
» *de bouillons très-forts, tirés de viandes*
» *de bœufs, de moutons, & d'autres ani-*
» *maux, fuivant qu'ils pouvoient fe les*
» *procurer,* fans être arrêtés par un dé-
» lire continuel, par les taches noires &

» pourprées, par la noirceur & par la
» sécheresse extrême de la langue. —
» Je suis assuré qu'un grand nombre de
» ces malades fut la triste victime d'un si
» mauvais traitement (1).

» Un homme qui ne se nourrit sim-
» plement que d'eau pure, de viandes
» & de poissons, sans autres alimens
» acides ou acescens, rend bientôt toutes
» ses humeurs extrêmement âcres &
» rances, se procure la fièvre ; son sang
» enfin tombe dans un état de putréfac-
» tion (2). »

Or, si une nourriture tirée toute des
animaux est capable de procurer la fièvre
à un homme bien portant (3), combien
& à plus forte raison, d'après ce que nous
avons prouvé sur la putréfaction & sur
les effets dans l'état fébrile, doit-elle être
nuisible alors ? Les funestes suites obser-
vées par *Huxham*, après un pareil régime, dans une épidémie où la putréfaction étoit si manifeste, ne doivent
donc pas nous paroître étonnans. Du

---

(1) *Dissertat. de anginâ malignâ.* pag. 19.
(2) *Ibid.* pag. 13.
(3) Voyez ci-après l'observation de *Lazerme*, qui confirme ce que dit *Huxham*.

D v

reste, la diète & le traitement qu'il condamne, le tableau lugubre qu'il nous
présente, ne diffèrent en rien de ce que
nous avons tous les jours sous les yeux
en France (1).

M. *Laurent Heister*, médecin, anatomiste & chirurgien fameux, professeur célèbre à Helmstadt au duché de
Brunswich, après l'avoir été à Altorf en
Franconie, en même temps grand médecin & grand chirurgien, fut aussi instruit dans la pratique que dans la théorie
de ces deux arts ; il a pratiqué avec la
plus grande réputation toutes les opéra-
tions de chirurgie, pendant plus de qua-
rante ans, soit dans les armées, soit
dans les villes ; il nous a présenté les
deux qualités de médecin & de chirurgien réunies dans un même homme,
ce que nous voyons rarement, au
moins (2) à un degré supérieur, depuis

____

(1) Voyez encore ce que nous avons cité
d'*Huxham*, ci-devant, pag. 14 & 15.

(2) Depuis l'époque ici marquée, nous ne
trouvons ces qualités réunies ainsi, que dans
Celse, *Paul d'Egine*, *Albucasis*, *Fabrice d'A-
quapendente*, & dans un petit nombre d'autres ;
tout récemment dans MM. *Heister* & *de
Gorter*.

le partage de la médecine en trois pro-
feffions, faite au temps d'*Hérophile &*
d'Erafiftrate (1), environ 250 ans avant
J. C.... M. *Heifter*, membre de la fociété
des Curieux de la Nature, qui a enrichi
l'une & l'autre partie de l'art de guérir,
(fœurs qui devroient être amies, & qui
font le plus ordinairement rivales), de
quantité d'ouvrages excellens de botanique, d'anatomie, de médecine théorique & pratique, & fur-tout d'un Traité
de Chirurgie complet, ouvrage unique
en ce genre ; M. *Heifter*, qui eft mort
depuis quelques années, en parlant de
la diète des fièvres continues aiguës,
nous dit :

« Pour nourriture il convient de don-
» ner des bouillons légers, tirés des vé-
» gétaux, principalement des farineux,
» de l'avoine & de l'orge, acidulés avec

---

(1) On connoît le ftratagême dont *Erafif-*
trate fe fervit pour guérir *Antiochus Soter*, de-
venu éperdument amoureux de *Stratonice*, fa
belle-mère, en engageant *Séleucus* à céder
fa femme à fon fils. *Voyez* Rollin, *Hiftoire an-*
cienne, tom VII. Cette hiftoire rapportée par
Valère Maxime & par *Plutarque*, eft citée par-
tout. *Hiftoire de la Médecine*, liv. I, chap. II,
page 294.

» le fuc de citron ou avec un peu de vi-
» naigre, ou préparés avec des pommes,
» &c. On peut fe fervir encore de pru-
» nes, de cerifes & de pommes cuites,
» prifes en petite quantité ; mais il faut
» ici profcrire avec grand foin les vian-
» des, & tout ce qu'on en tire, fuivant
» le rebut naturel que nous en avons
» le plus fouvent dans toutes les fièvres.
» Ne donnez même aucune nourriture à
» un malade qui a des envies de vomir,
» parce que, comme *Hippocrate* l'en-
» feigne, *plus vous nourrirez ces mala-*
» *des, plus vous les incommoderez* ; car
» l'abftinence eft très-utile dans toutes
» les fièvres ; mais au moins, s'ils deman-
» dent quelque nourriture, ou fi on leur
» en donne, qu'elle foit toujours li-
» quide, en très-petite quantité, & tirée
» des végétaux, comme nous l'avons
» déja dit ; c'eft-là la méthode de traite-
» ment qui m'a paru, jufqu'ici, la meil-
» leure dans les fièvres (1). » Il prefcrit
à peu près le même régime pour les
bleffés (2).

---

(1) *Compendium Medic. pratic. de Febrib.
contin. acut.* cap. III, pag. 51.
(2) *Inftitut. chirurg.* tom. I, pag. 68.

Rien de plus précis que ce que dit M. *Heister :* il ne faut se servir que de végétaux ; il faut proscrire les viandes, & tout ce qu'on en tire. Il est évident que les bouillons de viande sont compris dans le nombre des alimens qu'il défend.

M. *Jean de Gorter*, un des plus savans médecins de nos jours, un des plus fameux disciples de *Boerhaave*, honoré de l'estime de son maître, ainsi que celui-ci s'en explique clairement dans une lettre insérée dans son *Traité de l'insensible transpiration*, imprimé en 1725, & que M. de *Gorter* lui a dédié, comme le premier de ses ouvrages; M. de *Gorter*, ci-devant professeur à Harderwich dans la Gueldre Hollandoise, ensuite appelé en Russie, & qui étoit certainement très-digne du choix que cette Cour en a fait pour l'attirer dans ses Etats (1), nous a donné nombre d'ouvrages excellens de médecine & de chirurgie, dans lesquels il a presque toujours suivi & expliqué les sentimens de son maître. Nous en avons un sur-tout, de lui, en style hippocra-

---

(3) *Voyez* de Haen. *Rat. medend.* tom. I, pag. 14.

tique, ou plutôt laconique & spartiate, qui laisse plus à deviner qu'il n'explique, fait cependant, à mon avis, pour passer à la postérité la plus reculée (1). Digne commentateur d'*Hippocrate* & de *Sanctorius*, M. de *Gorter* condamne l'usage des bouillons de viande en ces termes un peu forts :

» Je suis étonné de l'extravagance de » plusieurs médecins, qui dans toutes » les fièvres ne balancent point à donner » des bouillons de viandes ; car dans des » corps échauffés par la fièvre, ces ali- » mens sont aussitôt changés en pour- » riture (2). »

M. *Jean Pringle*, chevalier baronet de la Grande-Bretagne, & médecin de la reine, suivit d'abord les armées, fut ensuite médecin du *duc de Cumberland*, & enfin médecin général des armées du roi d'Angleterre. Attaqué par *de Haen*, il lui a répondu d'une manière victorieuse. M. *Pringle*, un des plus fameux médecins de Londres, qui a commencé à défri-

____

(1) *Medicinæ Compendium, in usum exercitat. domestic. digestum. 4°.*

(2) *Medicina Hippocratica. In aphoris. XVI. libr.* I, pag. 27.

cher un nouveau & vaste champ en
médecine (1), duquel on doit se flatter
de retirer les récoltes les plus abondantes : « Nous paroissons approcher , dit
» M. l'abbé Félix *Fontana*, d'une de ces
» époques mémorables, que la nature
» amène après une suite de siècles , &
» qu'elle signale par quelque grande dé-
» couverte pour le bonheur du genre
» humain (2). » Cet évènement est pro-
chain, si, comme il y a lieu de l'espérer, on parvient à dévoiler le mystère
de la putréfaction, sur laquelle M. *Prin-*
gle, le premier, a commencé à nous
éclairer. Ce médecin célèbre , parle
ainsi de la diète dans la dyssenterie :

  « Elle consiste principalement en
» gruau de riz ou d'orge, sagou, panade,
» & l'on permettoit du bouillon de mou-
» ton à ceux qui avoient peu de fièvre;
» mais je cessai par la suite ce dernier
» article, parce que je remarquai qu'en
» général la nourriture animale ne con-
» venoit pas (3). »

  ( ) *Mémoires sur les Substances septiques &*
anti-septiques.
  (2) *Richerche fisiche sopra l'Aria fissa.* p. 21.
  (3) *Observat. sur les Malad. des armées ,*
tom. II, pag. 65.

Or, si la nourriture animale ne convient pas dans le cas de dyssenterie avec
un peu de fièvre, ainsi qu'il conste par
l'observation de M. *Pringle*, pourra-
t-elle mieux convenir lorsque la fièvre
sera forte? ne sera-t-elle pas au contraire
infiniment nuisible alors?

En France, où l'on trouve si peu de
partisans du régime végétal & hippocratique, au moins jusqu'à ces derniers
temps; où l'on trouve si peu d'auteurs
qui aient avancé quelque chose en faveur de ce régime, depuis l'introduction des bouillons de viande; en France,
où l'on ne donne encore communément que cet aliment aux fébricitans,
quoique nombre de praticiens instruits
n'en approuvent pas l'usage; dans une
thèse sur l'inoculation de la petite vérole,
soutenue dans les écoles de médecine à
Paris, en 1757, par M. *Millin de la
Courvault* & par M. *Morisot de Landes,*
ce dernier auteur de la thèse s'explique
ainsi:

« Il ne faut point dissimuler une autre
» cause de la mortalité occasionnée par
» la petite vérole dans la ville de Paris,
» savoir, la nouriture tirée rarement des
» végétaux, & abondamment & le plus

» ordinairement des animaux; bien plus,
» afin que rien ne manque pour la perte
» des malades, on fe fert de bouillons
» de viande très-forts, comme du meil-
» leur de tous les alimens (1). »

Je me contenterai d'indiquer du ce-
lèbre M. *Tiffot* de Laufanne, les paffages d'un ouvrage (2) qui eft entre les
mains de tout le monde, dans lequel ce
fameux médecin condamne, dans les
maladies fébriles, la viande, les bouillons & les œufs, & où il confeille un régime de vivre prefqu'entièrement végétal, & à peu près conforme à celui qui
eft indiqué par *Boerhaave*.

M. *Poiffonnier l'aîné*, confeiller d'E-
tat, fameux médecin de la faculté de Paris, l'un des médecins confultans de Sa
Majefté, infpecteur général des hôpitaux
de la Marine & des Colonies, à qui
nous devons la découverte de la machine & du procédé pour diftiller &
pour deffaler l'eau de la mer à bord,

---

(1) *Ergo Parifinis variolarum inoculatio.*
pag. 5. Haller. *Difput. &c.* tom. V.

(2) *Avis au Peuple*, chap. III, paragraph.
30, 35 & 36.

& pour la rendre potable, objet des plus intéressans pour l'humanité, & surtout pour la marine. M. *de Bougainville* en effet, dans la relation de son Voyage autour du Monde, dit expressément qu'il doit à l'usage de l'eau de la mer ainsi distillée, le salut de son équipage. C'est à M. *Poissonnier* que l'humanité est redevable de cette découverte, ainsi qu'il est prouvé par les procès verbaux des expériences faites à ce sujet, déposés dans les bureaux de la Marine, en 1764; ce physicien en a rendu compte dans la même année, & a soumis sa découverte au jugement de l'académie royale des Science de Paris. C'est donc à tort que M. *Irvine*, Anglois, a cru pouvoir se l'approprier, en présentant cette machine au parlement d'Angleterre, dont il a obtenu une récompense de cinq mille livres de rente, ainsi que M. *Louis Dutens*, physicien, pour conserver à M. *Poissonnier* l'honneur de sa découverte, l'a fait connoître par une lettre en date du 7 août 1772, imprimée à Londres dans un pamphlet, en manifestant par-là que le parlement d'Angleterre a été trompé par M. *Irvine*, & que c'eſt le phyſicien françois qui eſt le véritable inventeur de cette machine (1).

M. *Poiſſonnier Deſperrières*, frère du précédent, chevalier de S. Michel, adjoint pour l'inſpection des hôpitaux de la Marine, & chargé de la direction de la médecine des épidémies dans la généralité de Paris, auteur de pluſieurs ouvrages de médecine excellens ſur les fièvres de Saint-Domingue, ſur les maladies des gens de mer, &c. dans un Mémoire (2) auquel on a fait peut-être trop peu d'attention, pour l'utilité de la Marine militaire & marchande, parle ainſi :

« De trente matelots attaqués de ma-
» ladies graves & vives dans la frégate
» l'*Ecluſe*, aucun n'a péri ; & ils ont eu
» pour tiſane & pour nourriture l'eau
» de riz ou de gruau, à laquelle on a
» joint ſeulement, de temps à autre, du
» miel & quelques aigrelets laxatifs,

---

(1) Cette hiſtoire, avec le procédé pour déſſaler l'eau de la mer, & avec la deſcription de la machine, eſt rapportée par M. *Baumé*, *Chimie expér. & raiſon.* tom. III, pag. 575 & ſuivantes.

(2) *Sur les avantages qu'il y auroit à changer la nourriture des gens de mer.*

» tels que les pruneaux. Or une subs-
» tance aussi efficace dans la curation des
» maladies putrides des matelots, n'en
» sera-t elle pas visiblement le préservatif
» le plus assuré ? *Ce dernier fait vient à*
» *l'appui d'une vérité bien connue des*
» *médecins, mais qui ne l'est pas assez*
» *du public : que le bouillon à la viande*
» *doit être proscrit dans tous les cas où*
» *l'alkalescence* (la putridité) *des hu-*
» *meurs est marquée* (1). »

La vérité dont parle ici M. *Poisson-*
nier, connue des médecins instruits,
devroit l'être au moins de tous les médecins; & cependant l'usage des bouillons de viande, contre lequel un bien
petit nombre de médecins s'élève, est
encore presque par-tout pratiqué en
France, dans les maladies fébriles. Jus-
ques à quand le monde sera-t-il conduit par la mode & par le préjugé,
même dans ce qui regarde le salut & la
santé des hommes, objets les plus intéressans de cette vie ? Nous nous sommes
fait un devoir de déclamer contre cet
usage, & de le proscrire dans le cours de
notre pratique, dès les premières an-

---

(1) *Ibid.* pag. 8.

nées que nous avons exercé la médecine ; nous sommes enfin venus à bout
de désabuser à cet égard presque tous
ceux qui nous accordent leur confiance ;
nous desirons ardemment, par ce foible
ouvrage, de dessiller les yeux du public,
& de l'instruire d'une vérité qui peut
être si utile pour lui.

Enfin dans l'école de Montpellier, ancienne, & fameuse même avant sa fon-
dation en 1289, par le pape Nicolas IV,
dont la célébrité a toujours été très-
dignement soutenue, & l'est encore aujourd'hui par tous les membres qui la
composent ; dans laquelle j'ai eu le bonheur de recevoir le bonnet de Docteur
en 1751, des mains du célèbre *Sauvages*, un des plus grands ornemens de
cette Faculté, & qui m'a fait la grace
de m'accorder plusieurs fois depuis des
témoignages d'estime & d'amitié ; d'étudier sous M. *de Lamure*, qui jouit aujour-
d'hui d'une célébrité justement méritée ;
de commencer à m'exercer enfin dans la
pratique, sous les ailes de M. *Chaptal*,
un de ses plus fameux praticiens ; de
M. *Chaptal*, dis-je, qui sans protection,
& avec ce noble désintéressement qui
fait le fondement de son caractère, me

fit la grace de m'admettre au nombre de ses élèves, dès le premier mois que je fus à Montpellier, quoique, suivant son usage, il ne me mit au nombre de ceux qui le suivoient en pratique, que lorsque je fus bachelier, m'ayant gardé pour cela pendant quelque temps une place vacante, jusqu'au moment où je fus en état de la remplir; de M. *Chaptal*, mon très-cher maître, qui n'oublia rien auprès de mon père pour l'engager à me laisser auprès de lui, & qui depuis mon départ n'a jamais manqué de m'aider de ses avis, & de me combler de témoignages de bonté, d'estime & d'amitié, que je ne crois pas avoir mérités autrement que par mon profond respect, par l'étendue de ma reconnoissance, & par un attachement sans réserve; de M. *Chaptal*, qui veut bien encore aujourd'hui accorder sa protection & honorer de ses bontés mon fils aîné, nouvel étudiant en médecine : dans l'école de Montpellier, dis-je, & dans les thèses données pour la dispute de la chaire vacante par le décès du célèbre *Venel*, recommandable à tous égards, principalement par la vaste étendue de ses connoissances dans la chimie, M. *François*

Vigarous, dont le mérite eſt très-avan-
tageuſement connu, & qui avoit été
honoré de l'eſtime & de la confiance
de ſon prédeceſſeur, qu'il vient de rem-
placer ; M. *Vigarous* s'explique ainſi au
ſujet de la diète dans les fièvres intermittentes :

« Nous obſerverons ſeulement ſur la
» diète, 1°. qu'on ne doit point indiſ-
» tinctement permettre toute ſorte de
» nourriture aux fébricitans. Que les
» bouillons de viande nuiſent plutôt
» qu'ils ne ſont utiles dans les commen-
» cemens des maladies, chez les gens
» vigoureux, & ſur-tout chez les billeux ;
» que le meilleur régime de vivre eſt
» léger, tiré des végétaux ; & qu'on ne
» doit donner de la nourriture que dans
» le temps de la rémiſſion (1). »

M. *Páris*, docteur en médecine au
Ludovicée de Montpellier, du collège
de médecine de la ville d'Arles, & aſſo-
cié à l'académie royale de Niſmes, nouvellement de retour de Conſtantinople
& de Smyrne, où il a exercé la méde-

____

(1) *Quæſtio nona. An feb·i intermitt. fomes
regio epigaſtrica ; & an in ipſarum curatione
vegetabilia mineralibus anteponenda ?* pag. 27.

cine pendant plufieurs années, & actuellement fixé à Arles fa patrie, qui vient de mettre au jour un Mémoire fur la Pefte, couronné par la faculté de médecine de Paris, en 1775 ; dans une des lettres, que les fëntimens dont il m'honnore le portent à m'adreffer quelquefois, m'écrit, en date du 18 juillet 1777 : « Qu'entrant en exercice à l'hôpital » d'Arles, le premier avril dernier, il a » ordonné aux fébricitans la crême de » riz à l'eau, point de bouillons ; que » les malades ont été plus promptement » guéris, qu'il a fallu moins de purgatifs » fur la fin de la maladie ; & que fa mé- » thode, qui eft celle de la raifon, a été » louée & approuvée, & qu'elle fe » trouve reçue aujourd'hui avec joie par » les malades mêmes. »

Il eft étonnant, après cette foule d'autorités & d'obfervations données par les maîtres de l'art, par les plus grands médecins de tous les fiècles, appuyés fur les raifonnemens le plus folides ; il eft furprenant, dis-je, que l'ufage des bouillons de viande fe foit introduit, ou tout au moins, qu'il n'ait point été abandonné dans un fiècle auffi éclairé que celui où nous vivons. Il pa-

roît

roît qu'il ne seroit pas néceſſaire, après ce
que nous avons déja dit, de conſulter
les auteurs qui conſeillent & qui ont employé les bouillons de viande pour les
fébricitans, pour être aſſurés que l'expérience eſt contraire à leur uſage dans les
maladies fébriles : la queſtion ſemble en
effet déja bien décidée ; mais pour traiter
cette matière contradictoirement, comme nous l'avons promis, pour mettre
ſous les yeux de nos lecteurs l'impartialité avec laquelle nous l'examinons, pour
ne laiſſer enfin aucun ſubterfuge, & pour
attaquer le préjugé juſque dans ſes derniers retranchemens, le combattre, le
vaincre & le renverſer ; nous allons rapporter avec la plus grande fidélité les paſſages des auteurs qui ſont favorables à ce
régime de vivre dans les fièvres, nous
flattant de trouver dans ceux-ci, comme
dans les premiers, qui lui ſont contraires,
& que nous avons cités en grand nombre,
de trouver, disje, des motifs victorieux
pour le proſcrire ; motifs d'autant plus
convaincans, qu'ils ſeront fournis par une
main non ſuſpecte : & comme les obſervations les mieux faites & les plus ſûres,
ainſi que les raiſonnemens les plus ſolides, combattus par des raiſonnemens

E

spécieux, & par des observations hasar-
dées, fausses & mal faites, présentés
avec assurance & avec art, ne produi-
sent souvent que des doutes & des incer-
titudes; après avoir exposé tout ce qu'on
peut alléguer de plus fort en faveur des
bouillons de viande, nous nous attache-
rons à en faire voir la frivolité.

Parmi les médecins de l'antiquité,
nous ne connoissons, ainsi que nous l'a-
vons déja dit (1), qu'*Arétée de Cappadoce* & *Alexandre de Tralles*, qui se
foient écartés du régime de vivre prescrit
par *Hippocrate* dans les maladies aiguës,
mais dans certains cas seulement, comme
dans celui de foiblesse & de dégoût. Ce
n'est que dans les ouvrages de ces deux
derniers auteurs de la plus grande réputation, qu'il est fait mention de viande
& de bouillons; mais ils donnent d'ailleurs la préférence au régime végétal,
comme nous allons le voir.

Arétée de Cappadoce, un des plus
grands médecins de l'antiquité, que
Boerhaave & *Haller* regardent comme
égal, ou comme supérieur même à *Hippocrate*, a vécu certainement après

***

(1) Voyez ci-devant pag. 38.

Athénée, auteur de la secte pneumatique qu'il avoit adoptée, ainsi que *Le
Clerc* l'a observé le premier, après *An-
dromaque*, médecin de *Néron*, & avant
Dioscoride & *Aétius* qui le citent, c'est-
à-dire, entre le premier & le troisième
siècle; mais on ne peut plus précisément
déterminer son âge. Il est très-probable
qu'il a exercé la médecine à Rome, ou
en Italie, puisqu'il conseille les vins de
cette contrée dans la syncope ou la défaillance; qu'il a parlé d'alimens fort usités
chez les Romains; & qu'il s'est beaucoup
servi, comme eux, de la diète, de
l'exercice à cheval ou en voiture, des
fomentations & des bains. Il a écrit en
langage ionique, élégant & poli, traduit en latin par *Crassus*, professeur de
Pavie, sur un vieux manuscrit, & imprimé en cette langue, avant de l'être
en grec. *Arétée* a très-bien rédigé l'histoire des maladies, dont il donne les
causes, les signes & les temps, ainsi que
tous les matériaux ramassés sans ordre
par *Hippocrate*, & il propose des remèdes
mieux fondés en raisons. Il a fait faire
des saignées répétées dans la fièvre ardente, dans la colique néphrétique, &c.
& a saigné, jusqu'à ce qu'on tombât

presque en défaillance, dans l'esquinancie : il a employé le trépan dans l'épi-
lepsie. Le premier, suivant la remarque
de *Leclerc*, il s'est servi des cantharides
extérieurement, sous la forme du remède que nous nommons aujourd'hui
véficatoire : il a rejetté les remèdes fu-
perstitieux, & a parlé le premier de l'hydropisie enkistée ou hydatique. *Arétée*
regarde comme une espèce de manie &
comme une fureur divine, cette espèce
de pieuse fantaisie, qui portoit de son
temps ceux qui en étoient animés, à se
déchirer le corps, & à se faire des inci-
sions dans les chairs, dans l'idée qu'ils
se rendoient par-là plus agréables aux
Dieux, qui exigeoient ces pratiques.
« Cette espèce de fureur, dit-il, ne les
» tient que par rapport à cette persua-
» sion, ou à ce sentiment de religion ;
» ils sont d'ailleurs très-sensés & rete-
» nus (1). Ce qu'il faut remarquer, sur-
» tout touchant *Arétée*, c'est que les sen-
» timens particuliers quil avoit par rap-
» port à la théorie, n'ont que très-peu
» influé sur sa pratique (2) ; » observation très-essentielle pour les médecins

____

(1) *De furore.* libr. I, cap. VI, à la fin.
(2) *Voyez* Le Clerc. *Hist. de la Méd.* liv. IV,
sect. ij, chap. III, pag. 508 & suiv. & Haller,

qui se livrent à l'esprit de système , à
peine supportable dans les écoles , &
que l'on doit toujours oublier au lit du
malade. *Arétée*, dont nous ne saurions
faire un assez digne éloge, & des écrits
duquel *Boerhaave* a cru devoir donner
une édition excellente, s'explique ainsi
dans le traitement de la pleurésie :

« Parlons présentement de la nourri-
» ture... Ainsi qu'on préfère la ptisane
» à toute autre aliment, sur-tout au com-
» mencement,... l'halica tient le second
» rang.... Ce qu'il appelle tragi (1) est
» également bon... ainsi que le pain sec...
» Si la maladie se prolonge, & que les
» forces s'affoiblissent ,... les œufs frais
» sont excellens ;... parmi les viandes, les
» extrémités des pieds , ... les pigeons,
» les poules bouillies, les cerveaux de
» cochons rôtis , ... les poissons de
» mer & de rivière ; parmi les fruits ,
» donnez les pommes cuites dans l'eau
» ou dans l'hydromel.... Pendant la cani-

In Boerhaav. Method. stud. med. tom. II,
pag. 822 , *& in artis med. principibus.*
(1) Sorte de ptisane faite avec l'épeautre
ou avec le froment. *Voyez* Castelli Lexicon,
au mot *Tragum* , & Gorræi definit. *pag. 627.*
Pour l'halica, voyez ci-devant , pag. 25.

E iij

» cule, temps que les Grecs appeloient
» *heure* (1), on peut accorder les figues,
» & les autres fruits de ce genre (2). »

Alexandre de Tralles, natif de cette
ville fameuse de la Lydie, a vécu &
fleuri à Rome dans le sixième siècle, au
temps de *Justinien*, où il étoit connu
sous le titre d'*Alexandre le Médecin*, nom
qu'il mérita par l'étendue de ses connoissances, & par la sagesse de sa pratique. Presque seul parmi ses contemporains, il a suivi les anciens; mais il
leur est infiniment supérieur pour le traitement des maladies, qu'il a décrites
avec soin, & rangées en ordre, à
l'exemple d'*Arétée*. Son style est simple,
mais pur, concis & clair : il a excellé
sur-tout dans le diagnostic, ou dans les
connoissances des maladies, & donné
les signes distinctifs de celles qui ont
quelque ressemblance entr'elles. Il a
le premier fait mention de quelques
moyens de guérir le hoquet, familiers
aujourd'hui parmi nous; d'exciter un
effroi fort & subit; de s'appliquer vivement à quelque chose, comme à comp-

---

(1) *Voyez* Castelli Lexic. au mot *hora.*
(2) *De curation. pleuritidis.* libr. I. cap. X.

ter de l'argent, &c. Ainsi qu'*Arétée*, il a fait des saignées répétées dans l'esquinancie ; mais il défend de tirer du sang jusqu'à défaillance, comme son prédécesseur le pratiquoit ; & le premier il a ouvert les veines jugulaires, lorsqu'il ne pouvoit ouvrir les ranines : dans l'hémoptysie, il a appliqué le cautère actuel sur la tête ; opération pratiquée de nos jours dans la goutte-sereine, par *de Haen*, mais que celui-ci a vue malheureusement suivie de la perte des malades. Il a fait mention des tubercules dans les poumons, connus de *Galien*, & que celui-ci regarde comme une espèce de phthisie, maladie très-commune dans ces contrées, dans ceux qui ne sont même que très-légèrement attaqués du virus écrouelleux : mais *Alexandre* conseille nombre de remèdes superstitieux & absurdes, & ne dit pas un mot des maladies chirurgicales, non plus que de celles des femmes. *Alexandre* enfin, que, malgré ces défauts, on peut comparer à *Arétée*, parle ainsi dans la curation des pleurétiques :

« Qu'on se serve, pour la nourriture, de » la crême de la ptisane bien cuite.... » mais si les forces paroissent affoiblies,

» vous donnerez les miettes de pain
» cuites dans l'apomel (1), l'hydromel
» (2), ou l'hydrorofat (3) ; & dans le
» cas de foibleffe réelle & de dégoût,
» fervez-vous de bouillons de poule avec
» les miettes de pain (4). »

On reconnoît évidemment par les termes de ces deux anciens Grecs, que ce n'étoit qu'à la fin des maladies, lorfque la fièvre étoit diminuée, que le mal étoit prolongé, dans le cas fimplement de foibleffe & de dégoût, qu'ils s'écartoient du régime prefcrit par *Hippocrate*, qu'ils mettoient au premier rang, & qu'ils préféroient dans tous les autres cas, & dans tous les autres temps des maladies aiguës ; & comme *Arétée* parle d'alimens folides, il paroît naturel de croire qu'il ne les confeilloit que lorfque la fièvre étoit très-légère, ou même lorf-

----

(1) Décoction préparée avec le miel, les ruches & le vinaigre. *Voyez* Caftelli, *Apomel.* Gorræi definit. *pag.* 691.

(2) Breuvage fait de miel & d'eau. *Voyez* Caftell. *hydromel.* Gorræi definit. *pag.* 652.

(3) Décoction de rofes avec le miel ou avec le fucre. *Voyez* Caftell. *hydrorofatum.* Gorræi definit. *pag.* 653. *Paul d'Æginet.* libr. VII, cap. XV.

(4) *De curat. pleuritic.* lib. VI, cap. I.

qu'elle avoit quitté le malade : car on ne peut préfumer qu'il ait adopté un pareil régime de vivre dans d'autres temps. Du reste, ce n'eft que dans le feizième fiècle que nous trouvons l'ufage des bouillons de viande s'établir véritablement, comme nous l'avons déja dit, & comme nous allons le prouver, en rapportant ce qu'ont écrit fur la diète des fébricitans, *Valefcus de Taranta* & *Jacques du Bois*, qui fe font conformés à peu près fur cette matière aux fentimens d'*Arétée* & d'*Alexandre*.

Valefcus de Taranta, que l'on croit né en Portugal, exerça la médecine à Montpellier pendant 36 ans, depuis 1382 jufqu'en 1418, & commença alors, *la veille de faint Barnabé*, comme il le dit, à écrire un ouvrage de pratique, connu fous le nom de *Philonium*, qu'il divifa en fept livres. Les motifs qui engagèrent *Valefcus* à faire cette divifion, aideront à faire connoître l'efprit du fiècle dans lequel il vivoit. « J'ai cru raifonnable, » dit-il, de partager ce livre en fept » parties, à caufe du grand nombre » de vertus du nombre fepténaire, » que *Macrobe* rapporte fur le fonge » de Scipion,... à raifon d'autres con-

» sidérations infiniment plus estimées de
» nous autres fidèles. 1°. Il y a sept pa-
» roles que N. S. J. C. notre Sauveur a
» prononcées, attaché sur la croix. Il y a
» sept dons du saint Esprit. Sept allé-
» gresses de la glorieuse sainte Vierge ;
» sept sacremens de l'Eglise ; sept de-
» mandes dans l'oraison dominicale ; sept
» vertus, quatre cardinales & trois théo-
» logales ; sept péchés mortels, &c. &c.
» Ce n'est donc pas sans raison que nous
» avons cru devoir diviser ce livre en
» sept parties, à l'exemple de plusieurs
» autres auteurs. » Au sujet de chaque
maladie, *Valescus* rapporte les sentimens
des Grecs, des Arabes, & de ses contemporains, en y joignant le sien qui
est assez sensé. Il rapporte ses propres
observations de temps en temps, ce qu'on
ne trouve dans aucuns des auteurs de ce
temps, excepté dans *Gordon*, qui l'avoit
précédé d'un siècle environ. Ce qu'il dit
des maladies chirurgicales est fort court :
l'ordre qu'il garde est assez bon, & il
insère des règles, ou des axiomes de
pratique, qu'il appelle *canons*, dont
grand nombre sont excellens. Le style
du *Philonium* est barbare ; mais la médecine y est mieux traitée que dans les

ouvrages des Arabes & de leurs sectateurs. *Valescus*, que l'on croit avoir été médecin de *Charles VI*, un de nos rois, parle ainsi de la diète des fièvres aiguës :

« Il faut d'abord établir quelques ca-
» nons ; premier : une nourriture liquide
» convient à tous les fébricitans. . . . .
» Onzième : parmi les alimens bons &
» utiles dans les fièvres aiguës, la pti-
» sane coulée & non coulée tient le
» premier rang. . . . Diète particulière
» des fièvres aiguës : lorsque vous verrez
» la fièvre très - aiguë, ... & que la
» crise se fera au quatrième jour, vous
» ne donnerez absolument point de
» nourriture, mais la seule eau d'orge
» ou quelques sirops. . . . Si cependant le
» malade est foible, . . . nous accordons
» la crème d'orge & d'avenat, claire
» pendant les trois premiers jours ; & si
» la crise arrive le quatrième, nous ne
» donnons rien ce jour-là ; . . . . mais si
» la maladie s'étend jusqu'au onzième,
» ou jusqu'au quatorzième jour, nous
» accordons la crème d'orge avec le lait
» d'amandes, ou avec celui des quatre
» semences froides majeures, ou bien la
» crème d'avenat, ou le bouillon de
» poulet cuit avec la laitue, ou un mor-

» ceau de courge, ou les poiſſons écail-
» leux de bon goût, pris dans une eau
» courante ; & quelquefois, ſuivant le
» goût des malades, nous donnons les
» pommes & les poires cuites ſous les
» cendres, avec un peu de ſucre (1). »

Jacques du Bois, en latin *Jacobus Syl-vius*, d'Amiens, célèbre médecin de Paris, docteur en médecine de la faculté de Montpellier, & bachelier ſimplement de celle de Paris, ſuivant *Aſtruc*, fut renommé par la parfaite connoiſſance qu'il avoit du grec & du latin, par ſon grand attachement pour les ſentimens des anciens, & ſur-tout pour ceux de *Galien*, beaucoup moins fort que celui qu'avoit pour ce médecin de l'antiquité, *Alexandre Maſſaria*, profeſſeur de Padoue, qui diſoit : « Qu'il aimoit mieux être dans » l'horreur avec cet ancien, que d'avoir » raiſon avec les modernes. » *Du Bois*, peut-être plus renommé encore par ſon avarice & par ſa léſine, fut le reſtaurateur de la médecine hippocratique. On rapporte que ſes diſciples mirent ce diſtique ſur ſa porte, le jour de ſon enterrement :

---

(1) *Philoni.* libr. VII. *De ſebre acut.* fol. CCCLXXV.

Sylvius hîc situs est, gratis qui nil dedit unquam ;
*Mortuus, & gratis quòd legis ista dolet *.*

René Moreau a recueilli ses ouvrages dans un volume *in-fol.* en 1630. *Du Bois*, décédé à Paris en 1555, dans la fièvre tierce (1), outre les alimens rafraîchissans & humectans, comme la laitue, la courge,.... le pain lavé, l'eau d'orge, la crême de la ptisane ou de l'alica, prescrit encore les poissons, les oiseaux tendres,.... les jaunes d'œufs, & les fruits de facile digestion. Dans la fièvre continue (2), il donne la crême de l'alica & de la ptisane, le pain dans l'eau ou dans l'hydromel ; mais il ne parle nulle part des bouillons de viande, que nous allons voir mettre en usage par *Fernel* son contemporain.

Jean Fernel, de Clermont en Beauvoisis, suivant *Guillaume La Planche*, quoiqu'on le dise d'Amiens, un des plus célèbres médecins de Paris, fut choisi

---

* Du Bois, qui gît ici, de tout fit de l'argent ;

Mort, même de ces vers il veut le payement.

(1) *Comment. de febrib. tertian. febr. curatio.* pag. 338.

(2) *Febr. continu. curat.* pag. 341.

par *Henri II*, roi de France, pour premier médecin ; & on rapporte que la reine *Catherine de Médicis* disoit, qu'elle étoit redevable de sa fécondité à la science de ce grand homme. On trouve dans les ouvrages de *Fernel* des observations du ramollissement des os, de polypes du cœur, d'anévrismes de l'aorte, de schirres à l'œsophage, &c. mais ce fameux praticien, qui a exercé la médecine avec le plus heureux succès, pour le traitement du mal vénérien, préfère le gaïac, & déclame contre le mercure, seul spécifique de cette nouvelle & terrible maladie, au moins dans l'ancien monde. *Fernel*, mort de douleur d'avoir perdu sa femme en 1558, âgé de 72 ans, (comme *Astruc* l'a bien prouvé) dans un ouvrage posthume, donné par *la Planche* en 1577, s'exprime ainsi pour le traitement des fièvres :

« La nourriture convenable alors est
» la crême d'orge, ou le bouillon de
» poulet, de veau, de chevreau, dans
» lequel on fait cuire la laitue, l'oseille,
» la buglose & le pourpier ; le pain cuit
» dans le bouillon, ou le bouillon lui-
» même assaisonné avec le suc d'oseille
» ou de citron, ou avec le verjus ; les

» œufs frais, sur-tout le jaune ; les fruits
» secs, doux ou acidules (1).

» Toute la nourriture des fébricitans
» doit être humide & rafraîchissante,
» d'une matière légère : .... la première
» est l'eau d'orge , ... l'hydromel, la
» crême d'orge ; ... après cela , le bouil-
» lon de poulet ou de pigeonneau, dans
» lequel on fait cuire les herbes rafraî-
» chissantes : la laitue , le pourpier (2). »

Il seroit trop long de rapporter ici
tout le détail dans lequel il entre sur les
qualités plus ou moins nourrissantes de
divers alimens , sur la quantité , la manière & le temps de les employer : qu'il
nous suffise de faire observer que *Fernel*,
en conseillant l'usage des bouillons de
viande , bien loin d'abandonner , il a
mis au premier rang la nourriture pres-
crite par les anciens , & qu'il n'a jamais
employé les bouillons seuls , mais altérés
avec des herbages ou avec les acides :
méthode adoptée par tous ses contemporains , & suivant laquelle on ne sauroit

------

(1) *Febrium curand. method. general.* cap.
VI, pag. 392.

(2) *Ibid.* Cap. XI , pag. 411. *Summa refri-
ger. nutriend. rat. in febrib.*

disconvenir que les bouillons font infiniment moins nuifibles que lorfqu'on les
donne purs, fans correctifs & fans addition, comme on fut en ufage de s'en
fervir bientôt après *Fernel*, & ainfi
qu'on le fait affez généralement encore
aujourd'hui.

Joffe Lommius, contemporain & ami
de *Fernel*, né à Buren dans la Gueldre
Hollandoife, exerça d'abord la médecine à Tournai, & enfuite à Bruxelles,
en qualité de penfionnaire, comme nous
l'apprend *Jean Wigan*, qui a fait réimprimer le Traité des fièvres, que *Lommius* avoit donné au public en 1562.
On doit fur-tout obferver avec quelle
prudence & avec quel jugement il a
parlé de la faignée, fur-tout dans le
fiècle où il vivoit. Pour la diète, il eft
entré dans le plus grand détail; mais
quoique praticien célèbre, & fectateur
d'*Hippocrate*, il prefcrit les bouillons
de viande dans certains cas, comme
nous allons le voir.

« La ptifane & la crême d'orge tien-
» nent le premier rang.... » Après avoir
donné la méthode de préparer l'une &
l'autre, il ajoute : « Mais fouvent à caufe
» de la foiblefle il faut donner des ali-

» mens plus nourriſſans , ſur-tout aux
» peuples ſeptentrionaux , accoutumés à
» une nourriture abondante & ſubſtan-
» tielle. Il faut leur accorder même quel-
» quefois des viandes tirées des oiſeaux
» & non des quadrupèdes , & tout au
» plus du chevreau & du veau. Parmi
» les oiſeaux propres dans les fièvres ai-
» guës , ... on fait cuire ces viandes
» avec leur ſuc ; on ajoute celui d'oran-
» ge , de grenade , de citron ou autres
» ſemblables , plus fréquemment & plus
» convenablement en les faiſant cuire ,
» en les écraſant , & en les paſſant avec
» leur ſuc , on fait des bouillons de cette
» manière. . . . . Nous les rendons à pro-
» pos altérans & médicinaux , en y ajou-
» tant les ſemences froides , la laïtue ,
» &c. . . . ou, après les avoir paſſés, on y
» verſe les ſucs de citron , d'orange ,
» l'eau roſe ou celle de chardon béni.
» J'ai toujours trouvé cette manière de
» nourrir les malades , dans les fièvres
» aiguës , très-excellente , autant pour
» ſoutenir les forces, que pour appaiſer
» l'ardeur.

» Mais ſi le dégoût eſt ſi fort , que le
» malade refuſe tout cela , avec ces
» bouillons de viande on fait des gelées

» ou des consommés, (*liquores concreti*),
» en y ajoutant les santaux, le corail,
» un peu de vin trempé, l'eau rose, le
» sucre, & une petite dose de canelle.
» Ces sucs agréables au goût se fondent
» dans la bouche, & s'avalent facile-
» ment & avec plaisir.

» Parmi les alimens plus nourrissans,
» on donne dans les fièvres le pain lavé
» deux ou trois fois dans l'eau, & mêlé
» avec le bouillon de poulet & de cha-
» pon. Nous nous servons souvent ici
» du pain broyé & légèrement cuit avec
» la petite bière, dont on fait un petit
» bouillon, auquel on ajoute du sucre
» & un peu de beurre, &c. (1) »

Lommius, dans le même endroit, fait l'éloge de la ptisane & de ses bonnes qualités, d'après *Hippocrate & Galien.* D'après ces deux auteurs, & d'après *Celse & Alexandre de Tralles*, il préfère la nourriture liquide à la solide, quoiqu'il conseille celle-ci, si la maladie se prolonge jusqu'au quatorzième jour, ou même seulement jusqu'au onzième, en disant : « Mais ces règles diététiques,

____

(1) *De curand. febrib. continu.* cap. VII, pag. 78 & sequent.

» qui conviennent aux *Grecs* & aux *Ita-*
» *liens*, ne font point applicables aux
» peuples feptentrionaux.... Qui pour-
» roit en effet parmi nous tenir un fébri-
» citant. ... à la feule boiffon ou avec
» des liquides, fans danger, & fans lui
» voir perdre fes forces? Je ne veux
» point parler des reproches que le pu-
» blic peut faire, à la honte des méde-
» cins, s'il arrive que le malade vienne
» à mourir; que ce n'eft point la mala-
» die, mais la faim & la foif qui l'ont
» tué; & quoique nous méprifions la
» voix du peuple, qui condamne fou-
» vent la médecine à tort, la raifon nous
» dit avec *Hippocrate*, qu'une diète trop
» févère eft inutile & dangereufe; car
» un homme affoibli ainfi, fupporte avec
» plus de peine les fautes qui peuvent
» fe commettre dans le cours de la ma-
» ladie, foit qu'elles viennent de lui, ou
» du médecin.... De-là, à mon avis,
» dans les cas où les Grecs prefcrivoient
» la diète ou l'abftinence entière, nous
» donnons des boiffons; à la place des
» boiffons, nous nous fervons de bouil-
» lons ou de crêmes; & à ces derniers,
» nous fubftituons des alimens folides.
» Telle eft la force de l'habitude & du

» naturel des hommes.... Il ne faut pour-
» tant pas donner trop de nourriture à
» nos malades, qui, à raison de leur fa-
» çon de vivre, ont toujours des pour-
» ritures que l'on corrige avec sûreté,
» dans les commencemens des fièvres,
» par une diète convenable (1). »

Nous ferons connoître la frivolité des motifs donnés ici par *Lommius*, en citant *Mercurial* qui les expose avec plus de clarté.

Jacques Houllier, en latin *Hollerius*, natif d'Etampes, un des plus habiles & des plus fameux médecins de Paris, décédé en 1562, dont le *président de Thou* parle si avantageusement (2), & qui,

---

(1) *Ibid.* cap. VI, pag. 72 & sequent.

(2) Peu de temps après mourut Jacques Houllier, né dans le territoire d'Etampes.... Grand Philosophe, bon médecin, riche & désintéressé, moins appliqué à s'enrichir des gains immenses que procure la profession de médecin, dans une ville aussi peuplée que Paris, qu'à érudier, connoître & guérir les maladies désespérées, il y réussit plus heureusement que tous ceux qui, contens de fatiguer leurs mules par un grand nombre de courses & de visites, ne se donnent pas le temps de les connoître, &c. *Hist. de J. A. de Thou.* tom. III, pag. 374 & suivantes. Année 1562.

au rapport de *Scévole de Sainte-Marthe*, ne se contentoit pas de guérir le corps par des ordonnances & par des médicamens, mais qui tâchoit de divertir ses malades par sa conversation enjouée, & par ses discours agréables ; attention que je regarde comme très-utile & de la plus grande conséquence, en connoissant avec quelle force les passions de l'ame influent sur le corps. *Houllier*, sectateur d'*Hippocrate*, parle ainsi dans la fièvre continue putride :

« Deux ou trois heures après la sai-
» gnée, les Grecs donnoient l'hydro-
» mel, & une heure après la crême de
» la ptisane ; mais à présent, à la place
» de l'hydromel, qui est en effet sus-
» pect avec une grande chaleur, nous
» nous servons de l'eau bouillie, dans
» laquelle nous ajoutons un huitième de
» sucre. Nous donnons ensuite la décoc-
» tion d'orge, au lieu de la crême.

» Dans tout le reste du temps, il faut
» employer un régime de vivre rafraî-
» chissant & humectant, & en grande
» partie léger : ainsi suivant notre usage,
» les bouillons de poulet & de veau
» conviennent ; mais il faut les altérer

» avec l'oseille, la laitue & le pourpier.
» Pour boisson, nous donnons l'eau
» d'orge, le sirop violat, délayé dans
» une grande quantité d'eau bouillie,
» &c. (1). »

Guillaume Rondelet, de Montpellier, professeur & chancelier de l'université de médecine de cette ville, que dans sa satyre comique & licencieuse, *Rabelais* joue sous le nom de *Rondibilis*, aima tellement l'anatomie que l'on cultivoit peu de son temps, qu'il eut la force d'ouvrir le cadavre d'un de ses enfans; & c'est par ses conseils que *Henri II* fit bâtir à Montpellier le théâtre anatomique. D'après ce que dit *Laurent Gryll*, médecin de l'université d'Ingolstad, qui avoit vécu avec *Rondelet*, & qui l'avoit vu fort occupé de cette partie de l'histoire naturelle qui regarde les poissons, il paroît que c'est avec peu de fondement qu'on a attribué son histoire des poissons à *Guillaume Pelicier*, évêque de Montpellier. *Rondelet*, enlevé à Realmont près d'Alby en 1566, par une dys-

---

(1) *De morbis internis. De febre putrida contin.* lib. II, pag. 32 & 33.

ſenterie occaſionnée pour avoir mangé des figues avec excès, s'explique ainſi ſur la diète de la fièvre continue :

« Il faut employer d'abord une diète » très-légère ; par cette raiſon, nous dé- » fendons le vin , les viandes & les » autres alimens qui nourriſſent beau- » coup & qui échauffent ; nous donnons » l'eau pure ou le vin de grenades , ou » le julep alexandrin (1) , les prunes & » les pommes acides cuites : nous accor- » dons la crême d'orge préparée avec un » peu de ſucre roſat ; la décoction des her- » bes rafraîchiſſantes , de la laitue & du » pourpier : la diète eſt enfin très-légère. » Mais ſi la foibleſſe ne permet point un » tel régime, nous donnons le bouillon » de poulet , de cuiſſes de chapon ou de » poule , avec la laitue , la bourrache & » le pourpier , ou avec les ſemences » froides , ſi on ne peut ſe procurer des » herbages (2). »

Rondelet , praticien très - accrédité , donne encore la préférence au régime

---

(1) Fait avec trois parties d'eau roſe , & deux de ſucre. *Lemery*, *Pharm.* page 81.

(2) *De curand. febrib. de ſynocho.* pag. 767.

végétal ; il n'emploie les bouillons de viande, comme *Arétée* & *Alexandre*, que dans le cas de foibleſſe, & ne s'en ſert qu'altérés, à peu près comme le preſcrivent ſes contemporains, *Fernel*, *Lommius* & *Houllier*. Nous ferons obſerver encore que, parmi ces quatre auteurs, qui les premiers ont introduit cette dernière nourriture dans les fièvres, il n'en eſt qu'un, *Lommius*, qui permette les alimens ſolides ; uſage ou plutot abus ſuivi bientôt après par *Mercurial* & par ſes contemporains.

Jérôme Mercurial, né à Forli dans la Romagne, en 1530, profeſſeur en médecine à Padoue, enſuite à Bologne, & enfin à Piſe, a joui d'une réputation très-diſtinguée, & nous a laiſſé nombre d'ouvrages eſtimés ; un ſur-tout en ſix livres, ſur la médecine gymnaſtique (1), ſur leſquels pourtant *Haller* (2) ne porte point un jugement avantageux, excepté ſur le dernier. L'empereur *Maximilien II* le fit venir en Allemagne, &

---

(1) *De arte gymnaſtica*. libr. VI. La première édition eſt de Veniſe, 1569.
(2) *In Boerhaav. Method. ſtud medic.* tom. II, pag. 859.

fut

fut si content des soins & des avis qu'il lui donna dans sa maladie, qu'il lui témoigna sa reconnoissance par des présens considérables, & qu'il le créa *chevalier* & *comte*. Mais il ne fut point aussi heureux en 1576, lorsqu'appelé à Venise avec *Jérôme Capivaccio*, ils ne connurent pas la peste qui régnoit alors, ainsi qu'on en fut assuré bientôt par les terribles ravages que fit cette cruelle maladie (1). Si deux médecins d'un mérite si distingué se sont trompés en pareil cas, avec quelle circonspection ne devons-nous pas nous conduire dans de semblables circonstances ? *Mercurial* fut enlevé par la pierre en 1606, à l'âge de 76 ans, laissant à ses héritiers une fortune immense de cent vingt mille écus d'or, quoiqu'il eût vécu avec éclat, fait des libéralités considérables à ses amis, & de grandes charités aux pauvres. Les habitans de Forli lui élevèrent une statue dans leur place publique. Voici ce qu'il dit de la diète dans les fièvres :

« *Hippocrate* établit trois sortes de ré-
» gimes de vivre: le plein, qui consiste à

---

(1) De Haen. *Rat. medend.* tom. VIII, pars XIV, pag. 176.

F

» donner du pain, de la viande & des
» œufs ; le léger, dans lequel on n'em-
» ploie que l'eau pure, ou rien du tout ;
» & enfin le moyen qui est double : l'un
» qui tient du léger, dans lequel on sert
» de l'hydromel, de la crême, de la ptisa-
» ne & du pain lavé ; l'autre qui approche
» du plein, ici on donne la viande, &c.

» Le régime léger étoit à la vérité en
» usage parmi les anciens, mais il est en-
» tièrement abandonné aujourd'hui ; de
» sorte que si un médecin vouloit tenir
» un malade sans nourriture, un seul
» jour seulement, *il seroit regardé comme*
» *un assassin*. C'est pourquoi je suis d'a-
» vis, dans les fièvres putrides, de ne
» point employer le régime léger, non
» plus que le plein, propre aux hommes
» en santé, encore plus à éviter dans ces
» cas. Le régime moyen me paroît très-
» convenable ici ; ... c'est pourquoi il
» est à propos, dans les fièvres putrides,
» d'employer la ptisane si recomman-
» dée par *Galien* & par *Hippocrate*,
» l'hydromel, le pain lavé, les viandes
» d'oiseaux, ... les bouillons, les her-
» bes, &c. .... Les viandes ne con-
» viennent, ni toujours, ni sous toutes
» les formes, mais pilées & préparées en
» breuvage ; car souvenez-vous bien d'é-

» viter les alimens solides pour vos fé-
» bricitans; parce que, comme le re-
» commande toujours *Hippocrate*, dans
» *l'état fébrile, donnez une nourriture li-*
» *quide & jamais solide.*

» Il n'est pourtant point de fièvre au-
» jourd'hui dans laquelle nous ne don-
» nions le pain, les œufs & la viande (1).

» Pour la peste, on doit se servir de
» bouillons de poulet, auxquels on
» ajoute le suc de grenades & de citron;
» les bouillons avec le verjus, la panade
» avec le suc de citron, peuvent être em-
» ployés également. Je n'approuve pas
» beaucoup les viandes, parce qu'elles se
» pourrissent facilement, & parce que,
» comme le dit *Hippocrate*, &c.... (2) »

Suivant *Lommius* que nous venons de
citer (3), les règles diététiques prescrites par *Hippocrate*, conviennent aux
Grecs & aux *Italiens* ; & cependant
Mercurialis, médecin d'Italie, les abandonne bien peu de temps après *Lom-*
mius. Mercurialis condamne les alimens
solides dans les fièvres ; & cependant,

---

(1) Libr. V. *De febrib.* pag. 550.
(2) *De peste.* cap. XXIV.
(3) Ci-devant, pag. 116.

de son aveu, il n'est point de fièvre dans laquelle on ne donne le pain, les œufs & la viande, tant il est vrai qu'on s'égare communément quand on ne suit pas la bonne route; tant il est vrai qu'un abus est bientôt suivi d'un autre, si on ne s'oppose pas d'abord au premier. Nous ferons observer ici que le motif pour lequel *Lommius*, &, d'abord après lui, *Mercurialis* qui s'explique plus clairement, abandonnent le régime des anciens, c'est *la crainte de passer pour assassin*; respect humain, que nous devons mépriser & fouler aux pieds, au moins toutes les fois qu'en agissant autrement nous exposons la santé & la vie de nos malades. *Mercurialis*, peu solide dans sa façon de parler & d'agir, donne la préférence au régime végétal; ne prescrit les bouillons de viande qu'altérés avec les acides, les herbages; reconnoît les inconvéniens qu'il y a à se servir de viandes, je veux dire la putréfaction; & cependant, il n'est point de fièvres de son temps, dans laquelle on ne donne le pain, les œufs & la viande. Les ménagemens dont nous venons de parler dans le régime de vivre des fébricitans, n'auront bientôt plus lieu; on ne donnera plus la préférence aux végétaux ; on n'altérera, on ne corrigera plus les bouillons de viande ; on les donnera seuls & toujours, comme nous allons le voir.

Barthélemi Perdulcis, du Vivarais, & médecin de Paris, quoiqu'auteur d'un ouvrage de pratique, ne s'adonna que fort peu à la guérison des malades : il fut en effet très-peu accrédité, comme nous l'apprend *René Moreau*. Ses ouvrages furent pourtant bien accueillis par les étudians en médecine, pendant long-temps. Il mourut d'apoplexie en 1611 ; je le trouve un des premiers qui, abandonnant le régime des anciens, se soit entièrement décidé pour la nourriturre animale dans les fièvres ; voici donc comme il s'exprime :

« *Hippocrate* prescrit une diète très-
» légère dans les maladies aiguës, la
» crême d'orge, &c.... Nous donnons
» à la place des bouillons, des gelées,
» des consommés, &c.... car il faut
» accorder quelque chose à l'habitude.
» Les Grecs, au temps d'*Hippocrate*, vi-
» voient frugalement ;.... de plus, ils sup-
» portoient dans les maladies très aiguës
» une longue abstinence plus facilement
» que nous, qui nous nourrissons plus

» largement & plus splendidement (1). »

Jean Varandé, de Nismes, décédé
en 1617, doyen de l'université de médecine de Montpellier, prend le ton
ferme & décidé sur cette matière, en
ces termes :

« Il faut préférer une nourriture & une
» boisson moins bonnes mais plus agréa-
» bles, à de meilleures mais de mauvais
» goût (2). Ainsi, dans les maladies ar-
» dentes, dans la fièvre continue, la
» pleurésie, la phrénésie, nous donnons
» hardiment & avec le plus heureux
» succès, les choses échauffantes, odo-
» rantes, aromatiques,.... les bouillons
» de viande, & autres choses sembla-
» bles (3). »

Les raisons rapportées par *Varandé*,
ses observations présentées avec assurance, paroîtront peut-être imposantes : *il
donne les bouillons de viande hardiment
& avec les plus heureux succès*. Mais
quel fond peut-on faire sur l'assertion

---

(1) *Univers. medicin. diæta ægrorum.* cap. V,
pag. 325.

(2) Hippocrat. *Aphorism. XXXVIII.* libr.
II.

(3) *De indication. curativ.* cap. VI, pag. 71.

d'un praticien qui fait en même temps l'éloge des choses échauffantes dans les maladies inflammatoires, & dans celles qui font accompagnées d'une violente chaleur, cas où leur ufage eft profcrit par l'expérience de tous les fiècles, de tous les hommes, & par les raifonnemens les plus folides ? Quel fond peut-on faire fur l'affertion d'un praticien tel que *Perdulcis*, qui n'a vu que très-peu de malades ? Ce qu'ils avancent l'un & l'autre eft de la plus grande futilité, comme nous le prouverons bientôt.

Daniel Sennert, né à Breflau en Siléfie, ville qui a produit nombre de grands médecins, fut nommé profeffeur à Wittemberg, & y mourut de la pefte en 1637, à l'âge de 65 ans : il avoit eu au moins fept fois occafion de voir cette maladie régner dans la contrée qu'il habitoit. En général, peu partifan de la faignée, dans fes ouvrages écrits avec beaucoup d'ordre, on trouve une collection immenfe de remèdes & de formules dont il n'a certainement point fait ufage, au moins de tous ; mais qu'il a ramaffés & rangés fuivant l'ordre qu'il fuivoit. De-là *Aftruc* regarde avec raifon fes ouvrages pratiques comme une bibliothèque complette, dont un médecin ne fauroit fe paffer (1). *Sennert*, praticien célèbre, après avoir parlé du régime de vivre, à peu près comme *Mercurialis*, ajoute :

« Mais la diète légère preferite aux
» Grecs & aux Italiens, convient moins
» aux peuples feptentrionaux. Aujour-
» d'hui même les Italiens prétendent
» qu'elle ne convient plus dans leur
» pays, parce que les hommes font ac-
» coutumés à une nourriture plus abon-
» dante qu'autrefois. On peut donc au-
» jourd'hui, au lieu de l'abftinence ou
» du jeûne entier, employer l'hydromel,
» quelque bouillon, ou autre équiva-
» lent. A la place de la ptifane coulée,
» fe fervir de l'entière ; & au lieu même
» de la ptifane, donner des œufs, des
» poiffons & des viandes.

» Quelques-uns condamnent même
» les viandes, parce qu'elles fe pourriffent
» facilement, & parce que, dans l'Ifle de
» Crète & dans les autres contrées de la
» Grèce, on voit périr les malades qui

---

(1) *Malad. des Femmes.* tom. III, pag. 386.

» en mangent. Mais de ce que dans cette
» région, par la grande chaleur , & parce
» que les hommes supportent une diète
» légère , les fébricitans ne peuvent
» manger de la viande impunément , on
» ne doit point pour cela la défendre aux
» peuples septentrionaux accoutumés à
» s'en nourrir. Parmi les viandes , il faut
» choisir les chapons , . . . qui cuits peu-
» vent être assaisonnés avec le suc de
» grenades. . . . On en prépare un bouil-
» lon , ... un consommé ; . . . . mais ,
» comme ils nourrissent beaucoup , ils
» ne conviennent pas dans les cas où il
» faut employer un régime léger , à
» moins qu'on ne les donne en petite
» quantité. » Mais bientôt après , comme
entraîné par la force de la vérité , prenant
Galien pour guide , il détermine ainsi les
cas dans lesquels le régime léger convient:
« Dans l'état , il faut employer un ré-
» gime très-léger ; (relativement à celui
» des autres temps de la maladie); & dans
» les maladies aiguës il faut , se servir du
» léger , & d'autant plus sévère , que le
» mal est plus court. Mais dans les fièvres
» chroniques , il convient d'employer
» une diète médiocre ou pleine , & de
» nourrir le malade plus ou moins ,

F v

» relativement à la durée de la mala-
» die (1). »

D'après ce que nous venons de citer
de *Sennert ;* d'après tout ce qu'il dit au
ſujet de la ptiſane, preſque conforme
à ce qu'en avoit dit avant lui *Lommius ;*
d'après le détail dans lequel il entre ſur
la diète des fébricitans, qu'il ſeroit trop
long de rapporter ici, & que nous ſup-
primons, pour ne pas répéter ce que nous
avons déja dit à ce ſujet ; il réſulte que
ce fameux praticien étoit peu porté à
employer les viandes & les bouillons
dans les maladies fébriles , quoiqu'il
donne des raiſons pour en autoriſer l'u-
ſage , & que nous devons regarder ſon
avis ſur cette matière, comme conforme
à celui de *Fernel* , de *Lommius* &
de *Houllier* , avec cette différence qu'il
ne parle point d'altérer ni de corriger les
bouillons de viande avec les acides ou
avec les herbages.

Lazare Rivière , de Montpellier, profeſſeur célèbre de l'univerſité de cette
ville, un des plus grands praticiens de
ſon temps, mais auquel on reproche

____

(1) *De diætâ in febrib. putrid.* libr. II, cap.
IX, pag. 49 & ſeq.

avec fondement, de suivre & de copier souvent *Sennert* sans le citer, nous a donné un recueil d'observations excellentes, qui lui sont propres, en quatre centuries, & de nombre d'autres qui lui ont été communiquées, auxquelles on ne peut reprocher d'autre défaut que celui d'être un peu trop courtes. *Rivière* a le premier employé plusieurs remèdes qui ont été généralement adoptés par leur grande utilité. Il finit sa carrière en 1655, âgée de 66 ans ; voici comme il parle du régime de vivre des fébricitans :

« La nourriture doit être légère dans
» les fièvres aiguës ; & les anciens rem-
» plis d'exactitude, furent si rigoureux à
» cet égard, qu'ils regardoient le régime
» de vivre comme la partie la plus essen-
» tielle du traitement , & qu'ils prescri-
» voient une diète très-sévère dans les
» maladies fort aiguës, ne nourrissant
» alors les malades qu'avec la seule pti-
» sane d'orge, &c...

» Mais de nos jours, dans ce pays au
» moins, par l'opiniâtreté des femmes &
» par la facilité des médecins, on en est
» venu au point de se servir toujours &
» dans toutes les fièvres, quelque aiguës
» qu'elles soient, de bouillons tirés de

» viande de poule, de chapon, de mou-
» ton, donnés communément de trois
» en trois heures, ou tout au moins, de
» quatre en quatre. Pendant l'été, on y
» ajoute les poulets, ou la chair de che-
» vreau. On les prépare quelquefois avec
» le poulet seul, cuit avec les herbes ra-
» fraîchissantes, comme la laitue ,.... ou
» aux bouillons ordinaires, dans le fort de
» la fièvre ; & lorsqu'on reconnoît beau-
» coup de pourritures , on y ajoute le
» suc de citron , &c....

» Au surplus, dans les fièvres moins ai-
» guës , on donne deux ou trois fois le
» jour des panades faites avec du pain
» lavé dans du bouillon, ainsi que la
» crême d'orge , pareille à la ptisane
» coulée des anciens, avec les bouil-
» lons des mêmes viandes, &c. (1) »

Il est évident que *Rivière* étoit parti-
san du régime de vivre des anciens, dont
il fait l'éloge ; qu'il étoit très-éloigné
d'approuver l'usage des bouillons de
viande pour les fébricitans, & que s'il a
employé ce dernier régime, c'est parce qu'il n'a pas été le maître de se servir

----

(1) *De febrib. contin. putrid.* libr. XVII ;
sect. ij, cap. I, pag. 429.

du premier. En effet, peut-on n'être pas vivement frappé de lui voir donner *l'opiniâtreté des femmes & la facilité des médecins*, comme motifs de l'introduction de la diète usitée de son temps dans les maladies fébriles ? Ces motifs pourtant, quelque frivoles qu'ils soient, depuis *Rivière* jusqu'à nos jours, ont prévalu en France & dans d'autres pays : la question a été jugée d'après ces raisons pitoyables. On trouve l'usage des bouillons de viandes, non-seulement établi sans contestation, mais il n'est plus question de correctifs, ni d'altération : c'est dans toutes les fièvres, dans tous les temps des fièvres, qu'on les emploie; ce n'est point de quatre en quatre heures, mais au moins de trois en trois heures, & quelquefois de deux en deux qu'on les donne, ou même plus souvent. Aussitôt qu'un malade est pris de la fièvre, on n'attend pas que le bouillon soit fait ; on s'empresse d'en chercher chez l'ami ou chez le voisin, pour le lui faire avaler aussitôt : c'est là le premier soin dont on s'occupe. On prépare ces bouillons avec la viande de mouton ; on défend toutes les autres, sans qu'on puisse donner de motifs valables d'une préférence entièrement décidée ; on permet tout au plus celle de poule sur la fin de la maladie : ainsi un préjugé est suivi d'un autre, dès qu'on a laissé l'entrée libre au premier. Il n'est enfin plus question de crêmes, de pain lavé, de fruits cuits, d'herbages ; toutes ces nourritures si convenables sont proscrites; on les regarde comme nuisibles, & on n'en parle pas seulement.

Jacques Lazerme, également de Montpellier, & professeur de cette université, décédé en 1756, dans un ouvrage très-judicieusement condamné par *Astruc* (1), & donné dans un temps où à Montpellier on ne nourrissoit communément les fébricitans qu'avec des bouillons de viande de moutons purs; *Lazerme* s'explique ainsi :

« On donne communément des bouil» lons de veau, de mouton, de bœuf,
» de poules & de poulets. On se sert
» quelquefois, sur-tout dans les fièvres

---

(1) *Loco citat.* pag. 442. Je suis véritablement fâché, en citant *Lazerme*, de me voir forcé à déprecier l'ouvrage d'un de mes maîtres ; mais ce qu'il dit est trop favorable à ma cause, pour avoir pu le passer sous silence.

» continues, de crêmes de riz, d'orge,
» d'avoine, ou de seigle, préparées à
» l'eau, & données de quatre en quatre
» heures alternativement avec des bouil-
» lons : ces crêmes sont même préféra-
» bles aux bouillons dans la fièvre con-
» tinue, parce qu'elles délayent & adou-
» cissent mieux le sang , & réparent
» mieux les pertes de sa partie séreuse.
» Les bouillons de viande chargés de
» sel volatil & huileux, augmentent le
» mouvement fébrile & la raréfaction du
» sang : de plus, les parties graisseuses ,
» qu'on ne peut jamais bien en séparer,
» & qui se putréfient facilement , entre-
» tiennent la matière fébrile & nour-
» rissent la fièvre, comme je l'ai observé
» dans un malade attaqué pendant plu-
» sieurs jours d'une fièvre continue, oc-
» casionnée par un usage répété de bouil-
» lons trop gras, qui céda sans remèdes
» à un régime plus léger & plus humec-
» tant (1). »

La préférence due au régime végétal
se manifeste ; la vérité commence à se
dévoiler : elle force un des partisans des

---

(1) *Curation. morbor. curat. febr.* tome II,
page 249.

bouillons de viande à parler ouvertement en sa faveur. *Lazerme* préfère les crêmes préparées avec les semences fromentacées dans la fièvre continue, & son observation confirme ce qui a été rapporté ci-devant d'après *Huxham* : qu'une nourriture animale est capable de procurer la fièvre à un homme bien portant, ce qui démontre évidemment, & par expérience, que les bouillons de viande ne sauroient être qu'extrêmement nuisibles aux fébricitans.

On pourroit nous objecter que le malade dont parle *Lazerme*, s'étoit servi de bouillons trop gras, & que ce n'est qu'autant qu'ils ne sont pas dégraissés, qu'ils peuvent produire de mauvais effets. Mais, outre qu'il est difficile d'enlever toute la graisse, que communément on ne prend pas les précautions nécessaires à ce sujet (1), ou qu'on ne

---

(1) Le seul moyen capable de bien dégraisser les bouillons de viande, est de les laisser réfroidir, & d'enlever ensuite toute la graisse qui est figée au dessus. Celui de les passer chauds à travers un linge mouillé, & dont on se sert le plus ordinairement, est insuffisant; car alors presque toute la graisse passe avec le reste.

s'en pique pas, & que par-là on est toujours exposé à les voir nuisibles pour
les fébricitans ; en convenant que les
bouillons gras font plus de mal que ceux
auxquels on a enlevé la graisse , nous
répondrons que toute la force des raisons & des observations que nous rapportons en faveur de la nourriture végétale , & contre l'usage des bouillons
de viande , ne subsiste pas moins.

*François Boissier de Sauvages de la
Croix* , que je ne peux nommer sans at-
tendrissement , un de mes chers maîtres
& des plus célèbres professeurs de l'université de Montpellier , né à Alais en
1706 , & décédé en 1767 , dans un
âge où il étoit plus en état que jamais
de nous éclairer, a joui de la réputation
la plus étendue & la mieux méritée.
Nous ne ferons point ici son éloge ,
entreprise au dessus de nos forces ; nous
renverrons à celui qu'en a donné le célèbre M. *de Ratte* , secrétaire perpétuel
de la société royale des sciences de Montpellier (1). *Sauvages* , dans un ouvrage

____

(1) Il est inseré dans les *Mémoires de l'académie royale de Prusse* , par M. *Paul.* tom. II.
Appendix. pag. 47.

qu'un feul homme ne pouvoit rendre parfait, [puifque *Baglivi*, la lumière de ce fiècle, vouloit établir une académie pour y travailler (2)], & pour lequel il n'a reçu de fecours que d'un de fes confrères, comme lui, membre de la fociété royale des fciences, M. *Cuffon*, qui lui a fourni l'idée & les principaux détails d'une des claffes, de celle des déplacemens, avec certaines efpèces & certains genres dans les autres claffes, & quelques ordres particuliers ; ce qu'il a fupérieurement rempli : ouvrage qui fera toujours l'admiration des connoiffeurs, qui eft, & qui fera long-temps de la plus grande utilité, vu l'extrême difficulté qu'il y aura de trouver un homme avec une étendue de connoiffances affez vafte pour travailler fur le même plan ; *Sauvages*, dis-je, grand botanifte, mathématicien profond, théoricien folide, praticien éclairé, quoiqu'il n'ait joui d'une certaine célébrité que dans les dernières années de fa vie, membre ou affocié de prefque toutes les académies & fociétés, de Londres, d'Upfal, de Stoc-

____

(1) *Praxeos. medic.* libr. II, cap. IV, pag. 177 & feq.

kolm , de Berlin , de l'inſtitut de Bologne , de Florence , des Curieux de la
Nature , ſous le nom de *Straton ſecond*,
& enfin de la ſociété royale des ſciences
de Montpellier. *Sauvages* s'exprime
ainſi :

« Comme dans la plupart des mala-
» dies exanthématiques les humeurs ten-
» dent à la putridité , ainſi qu'il eſt prou-
» vé par la fétidité de la bouche & des
» excrémens , & par la prompte cor-
» ruption des cadavres, il faut éviter dans
» ces cas les médicamens & les alimens
» ſeptiques , & préférer les anti - ſepti-
» ques (1). On ſait que les alimens tirés
» du règne végétal, excepté ceux qui
» ſont âcres (2) , ſont moins ſujets à ſe

---

(1) Septique & anti-ſeptique , termes nou-
veaux , pour exprimer ce qui favoriſe ou ce
qui eſt contraire à la putréfaction.

(2) L'exception faite ici par *Sauvages* n'eſt
pas juſte : preſque toutes les plantes âcres, con-
tenues dans la claſſe des cruciformes de *Tour-
nefort* , ou dans la tetradynamie de *Linnæus* ,
ſont peut-être les plantes les plus anti-ſepti-
ques. Outre quantité de raiſons nouvellement
connues , leur utilité dans le ſcorbut , maladie
toute putride , prouve évidemment leur vertu.
Je ſuis pourtant fort éloigné de penſer qu'on

» putréfier que les viandes des animaux.
» Il faut donc alors nourrir les malades
» avec les crêmes d'avenat, de riz, la
» décoction blanche de *Sydenham* (1),
» à moins qu'il ne soit nécessaire de for-
» tifier davantage avec les bouillons,
» comme lorsque le pouls est foible....
» Il est très-nécessaire, pour prévenir la
» putridité, d'assaisonner les alimens avec
» les acides, le suc de citron, le vinai-
» gre (2). »

Nous sommes forcés de convenir que
les humeurs tendent plus évidemment à
la putréfaction dans les maladies exanthématiques, dans celles au moins qui
sont fébriles ; mais on est également obligé d'avouer qu'elles essuient la même

---

doive employer les plantes âcres dans les maladies fébriles.

(1) Elle se fait avec deux onces de rapure
de corne de cerf préparée, & autant de mie de
pain blanc, bouillis dans trois livres d'eau
jusqu'à la consomption du tiers, que l'on
adoucit après avec suffisante quantité de sucre
blanc. *Voyez* Sydenham, *dyssent. part.* ann.
1669, tom. I, pag. 112. Lemery. *Pharmacop.*
pag. 70. La gomme arabique, qu'on a voulu
substituer au pain, me paroît moins bonne.

(2) *Nosolog. method.* class. III, ord. I, tom.
II, pag. 351.

dégénération dans toutes les fièvres, comme nous l'avons bien prouvé. Il faut donc conclure de-là, qu'on doit fuivre la même règle pour la nourriture de tous les fébricitans ; moins nécef-faire, fi l'on veut, dans un cas que dans l'autre, mais toujours utile & né-ceffaire, fi l'on veut, ainfi qu'on le doit, faire toujours ce qu'il y a de mieux.

Antoine de Haen, confeiller-médecin ordinaire de l'Impératrice-Reine, pre-mier profeffeur de médecine-pratique dans l'univerfité de Vienne en Autriche, un des plus fameux adverfaires de l'i-noculation de la petite vérole, prati-cien célèbre, a exercé la médecine avec réputation, d'abord en Hollande, où de fon aveu, on donne rarement des bouillons de viande aux fébricitans, & enfuite à Vienne. *De Haen*, que nous venons de perdre en 1776, digne fec-tateur *d'Hippocrate*, de la doctrine du-quel il s'écarte pourtant ici, s'efforce de prouver, d'après *Hippocrate* même, qu'il a dû en Autriche fe fervir de bouillons de viande dans les maladies fébriles. Ecoutons-le parler lui-même, pour pou-voir juger fainement de fa méthode,

ainsi que de la force, ou plutôt de la futilité des raisons qu'il apporte :

« Il est prouvé, dit-il, qu'il n'y a rien
» de meilleur que le régime prescrit par
» *Hippocrate.* Nous avons observé dans
» nos malades, que plus la maladie est
» aiguë, & conséquemment plus courte,
» moins il convient de donner de nour-
» riture; dans les cas contraires, elle doit
» être plus abondante.

Les alimens dont nous nous servons
» indifféremment, sont : la décoction,
» la bouillie, la crême d'orge ou d'a-
» voine avec le miel, & le bouillon de
» viande. J'avoue qu'en Hollande j'ai
» donné très-rarement ces bouillons, à
» cause qu'ils se pourrissent facilement ;
» mais, suivant la doctrine d'*Hippocrate*
» même, j'ai dû m'en servir pour mes
» malades en Autriche.

» En effet, presque tous les Autri-
» chiens & presque tous les Allemands
» sont en usage à leur souper, comme à
» leur dîner, de commencer à prendre
» un potage ou une soupe. Cette cou-
» tume est si bien établie parmi eux,
» qu'ils se servent de bouillon de poisson
» les jours où l'Eglise défend l'usage des
» viandes; ce qui est tout-à-fait inouï

» en Hollande. *Hippocrate* ordonne ,
» 1°. d'accorder quelque chose à l'ha-
» bitude , à la saison , au pays & à l'âge.
» 2°. Selon lui, une nourriture & une
» boisson moins bonnes , mais plus
» agréables, doivent être préférées à de
» meilleures , mais rebutantes. 3°. Ce à
» quoi on est habitué depuis long temps ,
» quoique moins bon , dérange moins
» que ce à quoi on n'est point fait.

» Or , pour corriger cette tendance
» que les bouillons ont à la putridité ,
» j'ai conseillé (1) d'y ajouter les acides ;
» le suc de citron , d'oranges aigres , de
» grenades, cela pour les riches ; & pour
» les pauvres, la crème de tartre, ou l'o-
» seille cuite avec le bouillon. Le pain
» blanc bien cuit & fermenté, convient
» à raison de sa qualité acescente ; nous
» le faisons cuire dans le bouillon , lors-
» que nous présumons que la maladie
» doit être longue , ou lorsqu'elle com-
» mence à diminuer. Dans les temps de
» rémission , on accorde des bouillies

-----

(1) *De Haen* dit ici, *docui*, que j'ai traduit
par *conseillé*, ne présumant pas qu'il ait voulu se
faire honneur de l'invention de cette méthode,
pratiquée par d'autres , comme on l'a vu : par
Lommius , Houllier , &c.

» d'avenat à ceux qui ſont moins malades,
» ou qui ne peuvent ſe contenter du reſte.

» Une autre nourriture que nous don-
» nons à nos malades, auxquels elle ſert
» de boiſſon en même temps, eſt l'eau
» d'orge ou d'avoine avec le miel, que
» nous employons ou plus claire ou plus
» épaiſſe, ſuivant la néceſſité de les nour-
» rir plus ou moins. S'il faut s'en ſervir
» ni trop claire ni trop épaiſſe, on fait
» cuire 8 onces d'orge cru ou d'avoine,
» dans de l'eau pure, juſqu'à ce qu'il crève
» & qu'il reſte quatre meſures d'eau, ou
» ſeize livres de médecine (1). Pour
» chaque meſure, on ajoute une ou deux
» onces de miel. Si les malades ſont
» fort échauffés, & ſi le ventre eſt ſerré,
» on y ajoute une ou deux dragmes de
» crême de tartre, ou de nitre purifié,
» pour chaque meſure.

---

(1) La livre de médecine pèſe douze onces,
& l'auteur doit l'entendre ainſi. Ici, comme à
Paris, comme le dit M. *Baumé*, (*Elém. de
Pharm.* page. 19.) la livre eſt de ſeize onces,
& notre poids eſt plus petit d'un quart que
celui de marc. La proportion marquée par *de
Haen*, eſt d'un 24ᵉ ou d'une once d'orge ſur
24 d'eau, ou une livre & demie, de laquelle
on peut s'écarter ſans inconvéniens.

» On

» On fait un usage continuel de cette
» boisson, de sorte que les malades en
» avalent tant qu'ils peuvent ; s'ils refu-
» sent, on les avertit doucement de la né-
» cessité de boire. Nous trouvons à cet
» égard les pauvres plus dociles que la
» plupart des riches. Rarement on n'en
» prend qu'une mesure, le plus souvent
» deux, trois, ou même davantage dans
» les vingt-quatre heures, & on la prend
» chaude ou tiède.

» Cette grande quantité de boisson
» paroîtra peut - être exorbitante ; mais
» nous assurons par expérience que bien
» loin de nuire aux malades, elle leur est
» au contraire de la plus grande utilité,
» &c. . . . . . (1). »

Après avoir répété à peu près la même
chose ailleurs, il ajoute : « Lorsque les
» malades supportent bien ces alimens,
» nous leur accordons pendant le jour
» les pommes cuites à l'eau ou rôties,
» ainsi que les poires (2). »

Le sentiment de *de Haen* ne paroît
différer que peu de celui de *Fernel*, de
Lommius & d'*Houllier*, &c. Nourriture

---

(1) *Rat. medend.* tom. I, pag. 2.
(2) *Ibid.* tom. VII, pag. 223.

G

végétale, bouillons altérés avec les acides, &c. Ceux-ci ont été les premiers
qui se sont écartés du régime de vivre
prescrit par *Hippocrate* & par les anciens ; *de Haen* est également le premier
qui s'en rapproche & qui y revient : car
il y a lieu d'espérer, vu la façon générale
de penser des médecins d'aujourd'hui,
que le public sera bientôt instruit, &
que les bouillons de viande & la nourriture animale seront condamnés & proscrits, & le régime végétal généralement
adopté par-tout, dans les maladies fébriles. A l'égard des raisons données par
de Haen, pour autoriser l'usage des
bouillons de viande, comme elles n'ont
rien de particulier & de différent de
celles qui ont été déja rapportées par
d'autres auteurs, nous nous réservons
d'en faire bientôt connoître évidemment
la foiblesse, ou plutôt la frivolité.

J'ai cru qu'il suffiroit de citer dans une
remarque un passage latin d'*Antoine
Fizes* (1), un de mes maîtres, qui a joui

____

(1) In curandâ febre putridâ, auxilia poten-
tiora sunt, diæta, sanguinis missio, & purga-
tio. Diæta erit tenuis, ægrique jusculis erunt
nutriendi, quæ unâquâque quartâ horâ su-

d'une grande célébrité, au moins dans
cette contrée, & qui m'a toujours paru
bien méritée, pour le traitement des
maladies chroniques, pour lesquelles j'ai
eu souvent occasion de le consulter. Ainsi
que plusieurs autres auteurs de ce siècle,
il conseille l'usage des bouillons de
viande, comme la nourriture convenable aux fébricitans ; il ne donne aucune
raison pour autoriser le régime de vivre
qu'il a adopté ; il paroît avoir été entraîné
par le torrent de la coutume, de l'usage
& du préjugé, auquel il s'est conformé
vraisemblablement sans examen & sans
réflexion.

C'est avec une vraie peine que je me
suis vu forcé de ne point citer plusieurs
maîtres de l'art, nombre d'excellens praticiens, dans lesquels je n'ai rien trouvé
de relatif à la question que je traite ; &
je ne peux m'empêcher de nommer &
de faire connoître *Baillou*, *Baglivi*,
Freind & *Mead*.

Guillaume de Baillou, un des plus
célèbres médecins de Paris, issu d'une

---

mentur. Juscula in ea regione parari solent ex
carne ovilla. Potus erit, &c. *De febr. ib.* cap. V.
De febre putrid. pag. 92.

famille considérable de Nogent-le-Rotrou, naquit dans la capitale en 1538. Disciple de *Fernel*, d'*Houllier*, de *Duret*; un des plus fameux sectateurs d'*Hippocrate* de son temps, à l'exemple du père de la médecine, il décrit en même temps la constitution de l'air, les variations des temps & des saisons, avec les maladies qui ont régné pendant dix ans, depuis 1570 jusqu'en 1579. Non content de rapporter ses observations dans un Traité particulier (1), il en donne 200 des maladies les plus rares, que j'ai consultées souvent avec fruit dans les cas difficiles. Mais il ne faut point chercher dans ses ouvrages le traitement des maladies; car il prescrit des remèdes un peu différens de ceux que nous employons aujourd'hui, & suit les Arabes dans sa pratique, & leur polypharmacie. *Baillou* dans les écoles avoit tant de facilité & de subtilité pour l'argumentation, qu'on l'appela *le Fléau des Bacheliers*; mérite ou talent dont on feroit bien peu de cas aujourd'hui; forme d'examen peu propre d'ailleurs pour s'assurer de la capacité des récipiendaires,

---

(1) *Liber Paradigmatum*, ou *Paradigmata.*

ainsi que nous le fit voir clairement le célèbre M. *de Lamure*, lorsqu'il commença à bannir la forme syllogistique de l'école de Montpellier, & à nous faire des questions auxquelles il est infiniment plus difficile de répondre. *Baillou*, dans Paris rebelle, osa manifester sa fidélité à Henri IV; & , choisi par ce grand Roi, en 1601, pour être le médecin du Dauphin, il préféra les douceurs de la vie privée aux honneurs de la cour. Il finit enfin sa carrière en 1616, à 78 ans, laissant ses manuscrits à *Jacques Thevart* son neveu, médecin de la reine *Marie de Médicis*, & puis d'*Anne d'Autriche*, qui les fit imprimer en 1640.

George Baglivi, né à Raguse, professeur d'anatomie & de théorie, & célèbre médecin de Rome, acquit la plus grande réputation, quoique décédé en 1706 à la fleur de son âge. Sectateur & imitateur d'*Hippocrate* & des anciens, dans sa manière d'observer & de traiter les maladies, mais en faisant usage de tout ce qui étoit connu de son temps, doué d'un génie supérieur, on pouvoit tout attendre de lui, s'il avoit poussé plus loin sa carrière.

Jean Freind, célèbre médecin de

Londres, né à Croton dans le comté de Northampton, fut avantageusement connu, n'étant encore que bachelier, par son *Emmenalogie*, ou Traité de l'évacuation propre au sexe. Professeur à Oxford, médecin d'armées, son mérite le fit bientôt agréger à la société royale de Londres. *Freind* assista au Parlement de 1722, & s'éleva avec force contre le ministère, ce qui le fit renfermer à la tour de Londres. Il employa le temps de sa prison à écrire; & c'est là qu'il commença sa fameuse histoire de la médecine, depuis *Galien* jusqu'au commencement du seizième siècle; ouvrage immortel, dans lequel *Freind*, passant légèrement sur la vie des médecins, s'attache à ce qui est infiniment plus utile: il rapporte avec soin ce que chacun a inventé & corrigé dans l'histoire des maladies, & dans leur curation. C'est aussi dans la tour de Londres qu'il écrivit cette excellente lettre sur les petites véroles, adressée à son confrère & son ami *Mead*, qui le rendit bientôt après à ses malades. Cette disgrace n'empêcha pas *George II*, en montant sur le trône, de nommer *Freind* médecin de la Reine en 1727; honneur dont il jouit peu, puifqu'il tomba prefqu'auffitôt malade, & mourut en 1728 à l'âge de 52 ans, également regretté de fes amis, des grands & du peuple.

Richard Mead, né à Stephey, village près de Londres, & un des plus célèbres médecins de cette capitale de l'Angleterre, aux talens les plus fupérieurs dans fon état, joignit les rares qualités du cœur, dont il manifefta la nobleffe & le défintéreffement par un trait que je ne peux paffer fous filence. Peu après que *Freind* fon ami eut été mis en prifon, le Miniftre tomba malade & appela *Mead*, qui refufa de lui rien ordonner que fon ami ne fût mis en liberté, en affurant le Miniftre qu'il lui répondoit de fa guérifon. *Mead* n'ordonna réellement rien qu'après que l'ordre de la liberté de *Freind* fut expédié; il attendit que fon ami fût élargi, & guérit le Miniftre. Le foir même de fa délivrance, *Freind* reçut la vifite de *Mead*, qui lui remit cinq mille guinées qu'il avoit reçues pour honoraires des malades de fon ami, qu'il avoit traités pendant fa prifon. *Mead*, après avoir joui de la réputation la plus diftinguée, & avoir enrichi la médecine d'excellens ouvrages, mourut à Londres en 1754, âgé de 80 ans.

Il ne paroît pas douteux que *Freind* & *Mead* n'aient adopté le régime végétal, usité chez eux; quelque chose même que dit le premier le prouve clairement (1); mais je n'ai aucune raison pour assurer quelque chose à l'égard de *Baillou* & de *Baglivi*, qui ont exercé la médecine dans des pays & dans des temps où l'on se servoit de bouillons de viande; & il est vraisemblable que le médecin François a suivi le régime prescrit par *Houllier* qu'il avoit suivi de près, ou celui de *Perdulcis* avec lequel il avoit vécu.

Après avoir rapporté les passages des auteurs favorables à l'usage des bouillons de viande, je vais, ainsi que je l'ai promis, combattre les raisons qu'ils donnent pour l'autoriser.

Or on peut rapporter & réduire ces raisons à cinq principales, que nous allons proposer dans toute leur force, pour les discuter en détail.

----

(1) Victus tenuis, sorbitionesque vel ptisanæ, vel orysæ quæ diluerent, pro lubitu indultæ. Freind. *Epist. de purgant. in secund. variolar. &c. Histor. I*, pag. 71.

La première eſt la foibleſſe, qui exige des alimens nourriſſans. C'eſt une néceſ-ſité de ſoutenir les forces d'un malade accablé & affoibli par la maladie, ainſi que par les remèdes ; c'eſt une cruauté de ne pas remplir un devoir auſſi eſſen-tiel, & en y manquant on expoſe leur vie (1).

La ſeconde, la néceſſité de donner aujourd'hui quelque choſe de plus ſubſ-tantiel que du temps des anciens, parce que dans l'état de ſanté on mène dans ce ſiècle une vie moins frugale qu'autre-fois ; ce qui eſt applicable ſur-tout aux peuples ſeptentrionaux (2).

La troiſième, l'habitude qui doit moins faire craindre de mauvais effets d'une nourriture uſitée : ce à quoi on eſt habi-tué depuis long-temps dérange moins, quoique plus mauvais, que ce à quoi on n'eſt point fait, &c. (3)

La quatrième eſt tirée du goût : on

---

(1) Voyez *Arétée*, page 59. *Alexandre*, page 61. *Lommius*, page 67. *Rondelet*, page 71. *Mercurialis*, page 72. *Perdulcis*, page 75. *Sennert*, page 76. *Sauvages*, page 82.

(2) *Lommius. Mercurialis. Perdulcis. Sen-nert. De Haen.* page 85.

(3) *Lommius. Perdulcis. Sennert. De Haen.*

doit préférer une nourriture moins bonne, mais plus agréable ; à une autre meilleure, mais dégoûtante (1).

La cinquième enfin fe tire de l'expérience journalière, que les malades guériffent très-bien, peut-être mieux, avec les bouillons de viande pour nourriture, qu'avec tout autre régime (2).

Ce font là en effet non-feulement toutes les raifons données par les auteurs que nous venons de citer, mais encore toutes celles que l'on peut imaginer pour autorifer l'ufage des bouillons de viande, que nous rapportons fans les diminuer ni les affoiblir, pour pouvoir les combattre & les renverfer plus victorieufement.

Et d'abord les deux premières tombent d'elles-mêmes. *Van Helmont*, d'un ton enthoufiafte mais vrai, dit : « C'eft une » folie de faire des faignées répétées, & » de vouloir en même temps nourrir » ceux dont l'eftomac ne fait plus de » fonction ; de vouloir fortifier, dis-je, » une place dont l'ennemi s'eft rendu » maître (3). » On ne doit confidérer

______

(1) *Varandé*, page 76. *De Haen.*
(2) *Varandé.*
(3) Ci-devant, page 49.

ici que les forces vitales ; ce n'est qu'autant que le pouls est foible , comme *Sauvages* le dit (1) , qu'il peut être question & nécessaire de fortifier les malades ; car les forces musculaires, soumises à la volonté, ne méritent aucune attention relativement au besoin de nourriture : celles-ci sont en effet perdues , ou tout au moins très-foibles , même dans l'homme le plus vigoureux , aussitôt qu'il est pris de la fièvre , & il ne s'agit point certainement dans ce moment de le conforter. On peut tirer des végétaux une nourriture aussi substantielle que l'état du corps paroît le demander dans tous les cas de maladies fébriles ; or les végétaux sont absolument sans inconvéniens, de l'aveu de tous les médecins, de presque tous les partisans de la nourriture animale : le plus grand nombre & les plus accrédités parmi eux , mettent au premier rang le régime de vivre des anciens, qui étoit entièrement végétal ; on compte dans ce nombre *Fernel, Lommius, Rondelet , Mercurialis , Sennert , Rivière , de Haen.* Les viandes & les bouillons qu'on en tire, sont sujets à la putréfaction,

____

(1) Ci-devant, page 139.

comme nous l'avons prouvé, appuyés
en cela de l'autorité des plus grands
praticiens. Cette vérité est reconnue par
quelques-uns de ceux qui en ont conservé
l'usage ; par *Sennert* (1), qui rapporte
l'observation faite dans l'île de Crète &
dans les autres contrées de la Grèce, où
l'on voit périr tous les fébricitans qui
mangent de la viande ; par *de Haen* (2),
qui altère les bouillons avec les acides,
pour prévenir & corriger cette dégénération, qu'ils subissent avec plus de facilité & de célérité, & qui est portée
plus loin dans l'état fébrile, par l'augmentation du degré de chaleur. Au surplus, dans les fièvres, la diète doit être
toujours légère ; cette assertion est répé-
tée par tous les médecins, depuis *Hippocrate* jusqu'à nos jours : tout ce qu'on
fait dans ces maladies, saignées, purga-
tions, &c. tout n'est propre qu'à affoiblir. Il n'est point question de nourrir
les malades, & de leur donner des forces ; il suffit seulement de les soutenir,
& de les empêcher de mourir de foiblesse ; &, je le répète, on trouvera tou-

______

(1) Ci-devant, page 128.
(2) Ci-devant, page 143.

jours dans les végétaux tout ce qui est néceffaire pour conferver leurs forces , & une nourriture analogue à celle dont ils fe fervent dans l'état de fanté , qu'on peut rendre auffi fubftantielle & auffi nourriffante que tous les cas peuvent le demander. Si on n'eft point convaincu, fi on eft encore dans le doute, « dans » les cas douteux il faut prendre le parti » le plus sûr. » Il eft évidemment prouvé que la nourriture animale eft fufceptible d'inconvéniens , & on n'en reconnoît aucun dans les végétaux : il faut donc choifir ces derniers, & leur donner la préférence. Du refte , qu'on ne craigne point, avec *Lommius* (1) , les reproches peu fondés que le public peut nous faire ; qu'on n'appréhende point, avec *Mercurialis* (2) , d'être regardé comme *affaffin* , en prefcrivant & en faifant garder aujourd'hui une diète légère & très-févère aux fébricitans , & en fe fervant de végétaux. En fuivant ce régime de vivre , on aura pris pour modèles , *Hippocrate* , *Sydenham* , *Boerhaave :* leur brillante réputation doit

______

(1) Ci-devant, page 116.
(2) Ci-devant, page 121.

rassurer tout le monde à cet égard, &
mettre à l'abri de toute fausse imputa-
tion. Les plus grands médecins, je pourrois dire, presque tous les médecins de
ce siècle sont du même avis, & le répètent à haute voix. On entend parler par-
tout de régime végétal ; le bandeau est
presqu'entièrement tiré, & les yeux du
public sont presque dessillés. En mon particulier, je certifie qu'on ne m'a jamais
donné à ce sujet d'odieuse dénomination, que j'ai été très-rarement dans le
cas d'essuyer de reproches, quoique je
tienne souvent mes malades pendant
plusieurs jours à la simple tisane, à l'eau
pure, rendue agréable avec un peu de sirop de limon ou de vinaigre. J'ai trouvé
beaucoup de difficultés ; on avoit d'a-
bord peine à se soumettre à un régime si
peu nourrissant : on m'écoute à présent,
on suit mes avis sans hésiter, même parmi le peuple ; & cette diète, accompagnée de crêmes de riz, d'orge, d'avenat, de quelques fruits cuits, lorsque la
maladie est prolongée, s'établit ici de
façon à se flatter qu'il ne sera bientôt
plus question de bouillons de viande.

La troisième raison tirée de l'habitude,
bien loin d'avoir son application dans le

plus grand nombre des fébricitans , interdit au contraire l'usage des bouillons de viande , au moins purs , sans correctifs & sans addition , comme nous le trouvons établi aujourd'hui. Parmi les peuples , en effet , qui se nourrissent de viandes & de matières animales , en état de santé , on ne trouve que les gens riches & aisés , qui font le plus petit nombre , qui en fassent un usage continuel; d'ailleurs, leur régime de vivre n'est point purement tiré des animaux ; l'entremets & le dessert , que l'on trouve sur la table des riches , sont pris en totalité ou en grande partie des végétaux. Mais la plus grande partie des hommes , les pauvres , les cultivateurs & les artisans, tirent leur nourriture presque totalement des végétaux. Au surplus , pour les uns & pour les autres , le premier & le principal aliment , la base de leur nourriture , est le pain. Si on veut donc dans les fièvres se conduire relativement à l'habitude contractée dans l'état de santé , on doit unir la nourriture animale à la végétale ; permettre la première de préférence aux riches & à ceux qui y sont accoutumés, & la défendre aux pauvres & à tous ceux qui ne sont pas, ou qui font moins dans le même cas. Pour ne laisser aucun subterfuge, & pour détruire la raison donnée par *de Haen* (1), qu'on pourroit ici s'appliquer fauffement ; en suppofant, ce qui doit être vrai, qu'on fe comporte à Vienne tout comme ici ; fi dans cette ville on fait ufage dans tous les repas de bouillons, de potages & de foupes, on ne manque jamais d'y ajouter des végétaux, des herbages, du riz, de l'épautre, & enfin le plus communément on trempe le pain avec le bouillon de viande : on doit donc tout au plus, pour fe conformer à l'habitude, donner, dans les fièvres, les bouillons altérés avec les herbages, le riz, l'épautre, le pain, &c. ainfi que le recommandent les médecins qui confeillent de les employer, qui, parmi ceux qui fuivent ce régime, font ceux qui ont joui de la plus grande réputation, comme *Fernel, Lommius, Houllier, Mercurialis, Sennert, Rivière, de Haen;* car cette raison ne peut avoir quelque valeur que pour eux, tandis qu'il eft évident qu'on péche contre l'habitude, en fe fervant de bouillons purs fimple-

____

(1) Ci-devant, page 143.

ment, comme on fait en France, pour tous les fébricitans, dans tous les cas, & dans tous les temps des maladies. La raison que nous combattons ici n'a même aucun poids pour les partisans des bouillons altérés, relativement aux malades, qui ne font point, ou qui font peu d'usage de matières animales dans l'état de santé, & c'est le plus grand nombre, comme nous l'avons déja dit; car on péche évidemment contre l'habitude, en prescrivant indifféremment le même régime de vivre à tous les fébricitans, lorsqu'on ne fait aucune exception à cet égard. Nous sommes forcés de convenir que les bouillons altérés doivent être, & font réellement moins nuisibles que les purs; mais si fous cette forme on ne peut que retarder, si on ne peut empêcher la dégénération putride, ainsi qu'il est aisé de le vérifier, & si cette nourriture devient toujours nuisible par-là dans les fièvres, pourquoi ne pas l'abandonner, pour se servir de celle avec laquelle on n'a rien à appréhender ?

Au surplus, en Angleterre, les personnes bien portantes mangent autant, & peut-être plus de viande qu'en France, en Allemagne & en Italie; & cependant les plus grands médecins Anglois, je ne nommerai que *Sydenham*, *Huxham* & M. *Pringle*, interdisent les viandes & les bouillons, comme nuisibles sans distinction dans toutes les maladies fébriles. Suivant M. *Pringle* même (1), ils ne conviennent pas dans la dyssenterie avec peu de fièvre, pour les soldats accoutumés à se nourrir de viande journellement: grande preuve de la frivolité de la raison tirée de l'habitude, pour ceux mêmes qui donnent les bouillons altérés, puisque les malades de M. *Pringle* ne se servoient pas de bouillons seuls, mais employoient encore les gruaux de riz, d'orge, &c. Or, si les bouillons de viande ne conviennent pas dans la dyssenterie avec peu de fièvre, quoique employés conjointement avec des végétaux, pour des malades accoutumés à se nourrir de viande en état de santé, ne seront-ils pas infiniment nuisibles, lorsque la fièvre est forte, &c.? De-là je pense que les médecins qui donnent les bouillons de viande seuls, purs, & toujours, n'ont rien de bon à

____

(1) Ci-devant, page 87.

alléguer en faveur de leur méthode, si on compare l'état fébrile à celui de santé.

J'ajouterai encore, ou plutôt je répéterai que, suivant l'observation de *Huxham* (1) & de *Lazerme* (2), partisans des bouillons de viande, la nourriture animale est capable de procurer la fièvre à des hommes bien portans, prise trop abondamment, quoiqu'unie à la végétale. (On ne peut en effet présumer que les François & les Espagnols, dont parle *Huxham*, ne se soient nourris que de viandes sans pain, & que le malade de *Lazerme* n'ait avalé que des bouillons purs) ; & je conclurai de-là qu'elle ne sauroit être qu'extrêmement nuisible dans l'état fébrile, sous quelque forme qu'on la donne.

Pour forcer enfin jusque dans ses derniers retranchemens la raison tirée de l'habitude, faisons observer qu'on ne sauroit conclure que nous soyions en état de supporter étant malades & fébricitans, ce qui ne nous incommode point quand nous sommes bien portans, puis-

______

(1) Ci-devant, page 79.
(2) Ci-devant, page 134.

qu'en état de santé on fait quantité de choses sans le moindre inconvénient, qui deviennent très-dangereuses dans le cours des maladies. On sort, on voyage, on mange, on s'expose au froid, à la chaleur, aux intempéries de l'air, lorsqu'on jouit d'une santé parfaite, sans dérangement notable ; tandis qu'on ne pourroit certainement, non-seulement en faire autant, mais même une petite partie dans le cours d'une maladie, sur-tout avec fièvre, sans exposer sa vie au plus grand danger.

C'est vraisemblablement par des motifs tirés des trois raisons que nous venons de combattre, que, du temps de *Mercurialis*, on donnoit dans toutes les fièvres le pain, les œufs & la viande (1); abus d'autant plus condamnable dans ce médecin, que peu auparavant il a recommandé expressément d'éviter ces alimens solides pour les fébricitans ; mais abus dont tout le monde connoît aujourd'hui les inconvéniens, que peu de médecins commettent, & contre lequel il seroit conséquemment fort inutile de s'élever.

____

(1) Ci-devant, page 123.

La quatrième raison, le goût & l'appétit des malades, est directement contraire à l'usage des bouillons de viande ; de sorte, que bien loin qu'elle puisse l'autoriser, elle doit l'interdire absolument. Nous sommes très-éloignés de vouloir nous élever contre l'aphorisme d'*Hippocrate*, qui dit, « qu'on doit pré-
» férer une nourriture & une boisson
» moins bonnes, mais plus agréables, à
» d'autres meilleures, mais dégoûtan-
» tes (1). » Nous sommes au contraire très-portés à suivre cette voix de l'instinct, de ce riche fond de médecine naturelle, dont nous sommes pourvus en naissant, qui nous porte presque toujours, au moins pour ce qui concerne les alimens, vers ce qui nous est bon, & qui nous rend rebutant ce qui nous est nuisible : c'est-là même une des principales raisons pour lesquelles nous sommes d'avis d'interdire l'usage des bouillons de viande. Nous trouvons, en effet, dans presque tous les fébricitans, un rebut extrême pour cet aliment, comme nous l'avons déja dit & prouvé (2), quoi-

---

(1) Libr. II, Aphorism. XXXVIII.
(2) Ci-devant, pages 24 & 25.

qu'ils le trouvent fort agréable en état de santé : nous en voyons très-peu qui le prennent sans répugnance, & plus rarement encore quelques-uns qui l'a-valent avec goût & avec plaisir, sans pouvoir trop en donner d'autre raison que celle dont il est ici question. Je ne serois point éloigné, dans ce dernier cas, d'en approuver l'usage, pourvu que les malades les supportassent bien & sans inconvénient. Je ne crains pas de trop accorder, & ma facilité ne s'étendroit que sur un très-petit nombre de cas ; car il est de fait que le plus grand nombre des fébricitans déteste & abhorre les bouillons de viande. En effet, comme le dit avec vérité *Van Helmont*, « Je re-» jette aussi dans la fièvre les bouillons » de viande, car la nature les a aussitôt » en horreur (1). » C'est une sensation que je n'ai jamais manqué d'éprouver moi-même, lorsque j'ai été pris de la fièvre, quoique je trouve la viande & les bouillons excellens quand je me porte bien. Donner le goût & l'appétit des malades pour motif de l'usage des bouillons de viande, c'est, pour soutenir

---

(1) Ci-devant, Page 49.

une mauvaife caufe, donner non feulement la raifon la plus pitoyable, mais
fe fervir hardiment de celle qui la bat
en ruines : ainfi, pour défendre une caufe
infoutenable, un avocat n'ayant rien de
bon à dire, cite fouvent la loi qui devroit
lui lier la langue.

La cinquième raifon, & la plus fpé-
cieufe, eft celle, que les malades guériffent en faifant ufage des bouillons de
viande, comme en fe fervant d'une
nourriture végétale, & qu'ils périffent
également avec l'un & avec l'autre régime. « Nous donnons hardiment &
» avec le plus grand fuccès les bouillons
» de viande dans les fièvres », dit *Varandé* (1). On guérit en employant ce
régime de vivre, j'en conviens, nous le
voyons tous les jours ; & fi cela n'arrivoit pas, la France, l'Italie, l'Allemagne, &c. ne feroient que de vaftes ci-
metières & autant de déferts ; mais on
guérit avec plus de peine & de foins,
les maladies font plus longues & plus
opiniâtres, & beaucoup plus fouvent
mortelles. Je répéterai après *Huxham* :
« Un grand nombre de fébricitans font

____

(1) Ci-devant, page 126.

» les tristes victimes d'un si mauvais trai-
» tement (1). » Je soutiens que la nourriture animale, que l'usage des bouillons de viande est pernicieux dans les
maladies fébriles, & je le soutiens d'a-
près *Jean de Gorris* qui l'a vu introduire
en France ; d'après *Sydenham*, *Boher-
haave*, *Hoffman*, *Huxham*, M. *Heister*,
M. *de Gorter*, M. *Pringle*, &c. d'après
les plus grands praticiens, ceux sur-tout
qui ont employé, & vu employer en
même temps le régime végétal & les
bouillons de viande ; car, pour juger de
la préférence que mérite une méthode
plutôt que l'autre, pour pouvoir décider
avec connoissance de cause quelle est la
meilleure, il faut les avoir employées,
ou les avoir vues employées l'une &
l'autre. Quiconque ne connoît qu'une
de ces deux méthodes, est un juge in-
compétent ou suspect. Il n'est point
question dans ce moment de raisonnemens ; il s'agit d'expériences : les faits
portent la conviction dans l'esprit, & ter-
rassent les préjugés. Or tous les auteurs,
presque tous ceux au moins que je viens
de nommer, noms les plus respectables

------

(1) Ci-devant, page 81.

en médecine, ont reconnu par des observations dont on ne peut contester la
vérité, combien l'usage des bouillons
de viande étoit nuisible; combien celui
de la nourriture végétale étoit utile. Je
le confirme d'après *Rivière*, qui, après
avoir loué la rigoureuse exactitude des
anciens dans le régime des fébricitans,
nous assure, « que l'usage des bouillons
» de viande n'a été introduit que par
» l'opiniâtreté des femmes & par la faci-
» lité des médecins (1). » D'après *Lazerme*, qui a vu employer ordinairement
les bouillons de viande, & qui dit cependant, « que les crêmes d'orge, de
» riz, d'avenat & de seigle, font préfé-
» rables aux bouillons dans la fièvre con-
» tinue, & qui, à ce sujet, nous rapporte
» une observation d'une fièvre occasion-
» née par le seul usage répété de bouil-
» lons trop gras, qui céda sans remèdes
» à un régime de vivre plus léger &
» plus humectant (2). » Je le soutiens
d'après les partisans des bouillons de
viande eux-mêmes.

Qu'on ne nous objecte point ici que

----

(1) Ci-devant, page 132.
(2) Ci-devant, page 134.

H

l'expérience est contredite par l'expérience; que les sentimens sont partagés, & que delà la question reste indécise. On voit d'un côté les plus grands noms en médecine, *Hippocrate*, *Sydenham*, *Boerhaave*, &c. une suite non interrompue des plus habiles praticiens, depuis la naissance de la médecine jusqu'à nos jours, qui tous prescrivent une nourriture végétale, qui s'élèvent contre le nouveau régime des bouillons de viande, à l'instant même qu'il vient de s'établir; on trouve l'expérience éclairée, confirmée, appuyée par les raisonnemens les plus solides, fondée sur des connoissances certaines de physique & de chimie, étayée sur les observations les plus exactes, & qui portent avec elles ce degré de conviction qui entraîne; tandis qu'on n'apperçoit de l'autre côté qu'une expérience aveugle, soutenue simplement par des observations vagues & indéterminées, présentées avec assurance, je peux dire avec impudence par *Varandé* (1); étayée sur des motifs purement spécieux, renversés le plus souvent par ceux-là même qui les ont éle-

____

(1) Ci-devant, page 126.

vés ; contredite par des raisonnemens & par des faits qui la renversent. Si l'on trouve l'usage des bouillons de viande s'introduire, ce n'est d'abord que dans un siècle d'ignorance, d'après des raisons frivoles, de foiblesse, d'une vie moins frugale que celle des anciens, de l'habitude ; mais les vrais motifs sont bientôt manifestés, *l'opiniâtreté des femmes & la facilité des médecins.* On ne s'en sert qu'avec des ménagemens & avec des correctifs ; il ne prend même dans les commencemens qu'une place inférieure, laissant toujours le premier rang au régime végétal : ce n'est que peu à peu que prenant la place de celui ci, il s'établit seul, mais dans certains pays seulement ; tandis que l'usage du régime de vivre des anciens, auquel la préférence est due, est conservé sans interruption dans d'autres contrées plus éclairées ou plus heureuses.

C'est ainsi, pour le malheur de l'humanité, que dans presque toutes les questions de médecine, on trouve l'erreur placée à côté de la vérité, & presque aussi majestueusement pa ée. Ne faisons point difficulté de le confesser, le peintre de la nature, le meilleur de nos poëtes comiques, *Molière*, qui a couvert les mauvais médecins (1) d'un ridicule qu'ils méritent, mais qui a rejailli sur la médecine, sur laquelle il ne devoit pas tomber, ainsi que sur les bons médecins qui le foulent aux pieds ; *Molière,* dis-je, a parlé vrai : dans presque toutes les questions de médecine, *Hippocrate dit oui, & Galien dit non.* Je n'entends point parler ici de cette diversité d'avis, fruit de l'ignorance & de l'envie, que l'on rencontre malheureusement trop souvent, mais de celle qui naît de la chose elle-même. Il faut à tout instant dépouiller l'erreur de ses vêtemens pompeux & imposans, pour la voir & pour la contempler à nu ; la chose n'est pas facile souvent, elle est impraticable quelquefois (2) ; mais ici il nous paroît que

---

(1) Par malheur c'est le plus grand nombre. *Medici famâ quidem multi, re autem ac opere perpauci.* Hippocr. *de Leg.* Cela est encore vrai aujourd'hui.

(2) Dans ma pratique, sur-tout lorsque le caractère de la maladie n'est point évident, quand je n'ai point de raisons fondées pour prescrire des remèdes, je reste dans l'inaction, ou je n'emploie que des secours peu actifs, en attendant le moment favorable. J'ai toujours

l'exécution est bientôt faite. En approfondissant la question que nous agitons, la vérité devient toujours plus brillante ; il ne reste plus à l'erreur d'autre parti à prendre, que celui de s'enfuir & de se cacher ; car, si on ne doit regarder comme vérité, que ce qui n'est point contesté, il n'y a rien de vrai ni d'assuré dans ce monde.

On guérit en faisant usage d'une nourriture animale, & des bouillons de viande dans les maladies fébriles : nous ne

---

mieux aimé ne rien faire, que de hasarder, sur-tout dans les maladies aiguës, dans lesquelles, vu la célérité de leur cours, les fautes sont si difficiles à réparer. Je crois avoir observé constamment, après avoir prescrit le régime de vivre convenable, qu'en ne troublant point la marche de la maladie, elle ne tardoit pas à se manifester, & que les indications se présentoient alors évidemment. Je crois qu'il ne m'appartient point à moi de faire des lois, & que j'ai rempli mon devoir, en étudiant bien & en suivant celles que je trouve solidement établies. *Voyez* l'excellent Mémoire de M. Voullonne, sur-tout le paragraphe LXI, page 106, où il donne le vrai sens dans lequel il faut prendre la sentence de Celse. « Il » vaut mieux tenter un remède douteux, que » de n'en faire aucun. » *Satius est anceps experiri remedium, quàm nullum.*

saurions en disconvenir ; mais on guérit, quoiqu'on commette mille imprudences, comme on a toujours vu des cures opérées par des médecins ignorans , ou par d'autres dirigés & conduits par les systêmes & par les hypothêses les plus absurdes , auxquels ils conformoient leur pratique : on guérit par hasard , ou plutôt par les forces de la nature , malgré les entraves qu'on lui met. Ne balançons pas à l'avouer avec *Hippocrate* : « c'est » la nature qui guérit dans les mala- » dies (1) , sur-tout dans les aiguës & dans les fébriles principalement. Cette sentence d'*Hippocrate* est confirmée par l'expérience de tous les médecins éclairés (2) : mais elle guérit mieux & plus tôt, lorsqu'elle est bien secondée, redressée dans ses écarts , affoiblie ou fortifiée à propos ; elle guérit avec plus de peine

---

(1) Naturæ morborum medici. *Hippocr. de morb. popular.* libr. VI, sect. v.

(2) *Voyez* Sydenham , *Præfat.* pag. 10. *Tractat. de Hydrope.* tom. I, pag. 346 & passim. *Boerhaave*, Aphorism. 594, & *Van Swieten.* tom. II, pag. 346 & passim. Frideric. Hoffman. *Medic. ration. system.* tom. III, sect. ij , cap. I. *De optimâ naturæ morbis medendi methodo.* tom. I, pag. 405 & passim.

& de temps ; elle succombe souvent dans tous les cas contraires. En nourrissant vos malades avec des bouillons de viande, n'attendez pas dans vos cures, les trois conditions demandées par *Asclépiade* (1) : « la célérité, la sûreté & » l'agrément. » Avec ce régime de vivre, les maladies sont plus longues, plus opiniâtres ; accompagnées d'accidens plus graves, elles enlèvent plus fréquemment les malades. *Hoffman* (2) & *Huxham* (3) en ont reconnu évidemment les mauvais effets ; M. *Pringle* (4), qui les avoit permis d'abord, les abandonna ensuite par la même raison.

Il est prouvé que, dans le nombre de maladies, on réussit & on guérit les malades par des traitemens & par des méthodes toutes différentes, quelquefois même tout-à-fait opposées ; ainsi dans la colique des peintres, (*colica pictorum*) on emploie avec succès les remèdes les plus doux & les plus violens (5).

---

(1) *Citò, Tutò & Jucundè.* Voyez *Celse*, libr. III, cap. IV.

(2) Ci-devant, page 72.

(3) Ci-devant, page 79 & suiv.

(4) Ci-devant, page 86.

(5) Voyez *Cours de Chimie de Lemery*, re-

Mais ordinairement il y a une méthode préférable aux autres ; ainsi , dans cette espèce de colique, la première méthode, celle qui emploie les remèdes doux, me paroît la meilleure , ne fût-ce que parce que je la crois sans danger, tandis que l'autre me semble environnée d'écueils , quoique par nombre d'observations il soit comme prouvé que celle qui se sert de remèdes violens , est la plus courte. *De Haen* a préféré la première ; je l'ai toujours employée moi-même avec succès , & sans avoir perdu un seul malade. Dans un cas extrêmement grave , dans lequel un malade n'avoit rien rendu par les selles depuis près de trois semaines , & avoit gardé un nombre prodigieux de lavemens ; je voulus me servir d'un émétique , en lavage à la vérité , mais il aggrava les accidens : je revins à ma première méthode , qui employée avec obstination réussit parfaitement : il est vrai que la maladie fut très-longue , & qu'il fallut arracher avec les doigts par le fondement les premières crottes qui étoient extrêmement durcies.

---

vu , &c. par M. *Baron.* pag. 243 , remarque C.

Dans la question que nous traitons ici, il est évident qu'on doit tirer une conclusion semblable en faveur du régime végétal : car si, malgré les raisons & les autorités que nous avons données, on refuse de se rendre, il restera au moins incontestable que la nourriture végétale mérite la préférence, & doit tenir le premier rang : c'est ainsi en effet que l'ont décidé *Fernel*, *Lommius*, *Houllier*, *Mercurialis*, *Sennert*, *de Haen*, quoique favorables à l'usage des bouillons de viande, médecins sans contredit les plus habiles, & les meilleurs praticiens parmi ceux qui approuvent ce régime.

Tous les médecins, tous les malades, tous les hommes enfin seront bientôt convaincus de cette vérité, si on se détermine à en faire l'épreuve. Il n'est point ici question d'un essai dangereux : la nourriture végétale, c'est ici, je crois, le cas de le répéter, est recommandée seule par les plus grands médecins praticiens de tous les siècles ; elle est mise au premier rang par le plus grand nombre, & par les plus distingués de ceux qui conseillent l'usage des bouillons de viande, qui sont condamnés d'ailleurs par les observations les plus sûres, & par les raisonnemens les plus solides. Nous trouverions à peine un médecin d'une réputation qui se soit soutenue parmi ceux qui ont préféré les bouillons de viande : l'épreuve est donc innocente ; qu'on la tente, & nous avons gagné notre cause. On ne devroit certainement point s'attendre à une prétention si modérée, après la force & l'évidence des preuves & des raisons que nous avons données.

A l'autorité des grands médecins dont je défends ici les sentimens, en m'élevant contre l'usage des bouillons de viande dans les maladies fébriles, qu'il me soit permis de joindre ma propre & foible expérience de vingt-six ans ; qu'il me soit permis d'inviter tous mes confrères à faire comme moi l'essai du régime végétal, qui, je le répéterai sans cesse pour les y engager, s'il n'est pas meilleur que l'autre, est tout au moins sans danger & sans inconvéniens ; & je suis bien assuré que, par les bons effets qu'ils en retireront, ils s'assureront évidemment de l'excellence de cette méthode, une fois adoptée par leurs fébricitans, sur-tout si dans le même temps

& dans les mêmes maladies, principalement dans les épidémiques, ils trouvent encore des malades qui, entraînés par le torrent de l'usage & du préjugé, veulent obstinément continuer à se nourrir de bouillons de viande. Le moins de force, & le plus petit nombre des accidens, la plus grande célérité des guérisons, la moins grande nécessité de remèdes, sur-tout de purgatifs, le plus petit nombre de malades perdus, dans ceux qui se serviront de végétaux, leur prouveront évidemment qu'ils auront suivi la meilleure route; & ils en seront encore plus assurés, par la contrariété manifeste des observations qu'ils feront dans ceux qui emploieront les bouillons de viande : c'est au moins ce que j'ai toujours observé.

A peine initié dans la pratique de la médecine, & regardant le régime de vivre dans les maladies aiguës, sur-tout dans les fébriles, comme le premier & le principal de tous les remèdes, comme la base du traitement ; instruit à cet égard par la lecture des anciens, & de tous les auteurs qui ont suivi leur doctrine & leurs traces, sur-tout d'*Hippocrate*, de *Sydenham* & de *Boerhaave* ;

à peine initié, dis-je, dans la pratique
de la médecine, & livré à moi-même, je
fus étonné de l'extrême différence qui
se trouve entre le régime de vivre prescrit par ces hommes célèbres pour les
fébricitans, & celui que je vis établi
dans ces contrées. Toujours plus rempli
pour le père de la médecine, & pour
ses sectateurs, du respect & de la véné-
ration qui m'avoit été inspirée par le célèbre M. *Chaptal*, mon très-cher maître, alors même praticien très accrédité,
le seul, j'ose le dire, dans ce temps, à
Montpellier, qui fît cas des écrits d'*Hippocrate*, avec *Sauvages* & le célèbre
M. *de Lamure* ; confirmé dans ces sentimens par le dernier qui nous expliquoit,
dans ses cours, les Instituts de *Boerhaave*, je n'en avois point été détourné
par *Fizes*, qui tenoit le premier rang
alors, donnoit le ton, & qui frondoit
Boerhaave, & par contre-coup *Hippocrate* par-tout. Surpris de trouver putrides toutes les maladies fébriles, & de
voir toujours dans leur cours les signes
de putridité plus marqués, nonobstant
les évacuations procurées par la nature
& principalement par l'art, [car à cette
époque à Montpellier, à l'exemple de

Fizes, qui avoit principalement introduit cette méthode, enseignée dans son
Traité des Fièvres (1), on purgeoit les
fébricitans tous les jours, ou tout au
moins un jour, l'autre non (2),] je crus
en trouver la cause dans l'usage des bouillons de viande : on ne donnoit point en
effet d'autre nourriture aux fébricitans.
Les raisons & les observations de *Sydenham* & de *Boerhaave*, confirmées
par celles de quantité d'autres, que j'a-
vois également consultés, me confir-
mèrent dans cette idée ; mais, nouveau
praticien, & n'ayant point encore gagné
de mes malades cette confiance qui nous
fait écouter, & qui nous rend maîtres
de leur conduite, je n'en trouvai point
d'abord ; j'en rencontrai ensuite très-

---

(1) *Intereà alternis diebus in morbi decursu
exhibetur catharticum usque ad febris evidentem
declinationem.* De febre putrid. cap. V, p. 95.

(2) Je dois remarquer ici à la gloire de M.
Chaptal, que, sectateur & admirateur d'*Hippocrate*, il pratiquoit & nous enseignoit une
autre méthode. Aussi dans ce temps, à Montpellier, étoit-il plus accrédité que *Fizes*, pour
les maladies aiguës. On pourra me savoir mauvais gré de ce que je dis ici ; mais je cherche
le bien ; je dis la vérité : il est glorieux de se
corriger : voilà mes excuses.

peu de dociles à ma voix : j'avois beau parler, disserter en faveur de la nourriture végétale, inutilement je condamnois l'usage des bouillons de viande ; on ne vouloit point abandonner un régime de vivre généralement adopté, universellement reçu (1).

Cependant un rebut insurmontable pour les bouillons, que je trouvai dans quelques malades, sur-tout dans des artisans & dans des gens du bas peuple, me fournit l'occasion d'en traiter quelques uns, qui se contentoient d'une tisane légère, & auxquels je prescrivis quelquefois des crêmes de riz ou d'orge. A force de parler contre l'usage des bouillons de viande, armé d'observations particulières à ce climat, je me fis écouter : les personnes instruites, celles sur-tout qui m'honoroient d'une confiance plus décidée, se soumirent plus facilement à la méthode que je conseillois ; mais je réussissois avec d'autant plus de peine, que, m'expliquant avec modération, je

---

(1) Nombre de personnes, après m'avoir entendu, me répondoient : *Nous sentons que vous avez raison, mais cette pratique est inouie ici, & nous ne voulons pas être les premiers.*

ne fus jamais prendre le *ton tranchant.* J'ai eu cependant la satisfaction d'en venir peu à peu au point d'employer pour presque tous mes fébricitans une diète analogue à celle des anciens, & je n'en trouve plus qu'un bien petit nombre, même dans les basses conditions, qui ne veuillent pas s'écarter de l'usage ordinaire.

Pour faire plus d'impression, j'ai donné l'exemple, suivant l'avis d'Horace :

. . . . *Si vis me flere, dolendum est* (1)
Primùm ipsi tibi. De Arte poetic. v. 102.

Chargé d'une famille nombreuse, j'en ai vu plusieurs fois les membres attaqués de fièvres diverses, que j'ai constamment traités sans bouillons de viande, avec le plus heureux succès, malgré les importunités de ma mère, qui à présent à l'âge de 85 ans, & n'ayant jamais vu faire ce que je pratiquois, étoit continuellement après moi, & ne cessoit de me répéter : *En vous levant le matin vous trou-*

------

(1) Si vous voulez tirer des larmes de mes yeux,
Commencez par pleurer, vous réussirez mieux.

verez votre enfant sans vie, & de plus vous perdrez votre réputation, &c. &c. Quoiqu'instruite aujourd'hui par les guérisons les plus promptes & les plus heureuses, elle n'est point encore bien guérie du préjugé. Je n'ai jamais permis qu'une fois, & ce fut malgré moi, de donner des bouillons de viande à mon fils aîné, attaqué en 1774 d'une fièvre rémittente pernicieuse tierce ; aussi n'ai-je vu que cette maladie prolongée chez moi, car dans tous les autres cas, toutes les fièvres ont cédé sans peine, & ont été guéries le plus souvent sans purgatifs.

Presque toutes les maladies fébriles commencent dans ces contrées avec des signes de putridité dans les premières voies ; c'est-à-dire, avec des nausées ou des envies de vomir, des vomissemens, des borborygmes, la langue chargée, la diarrhée, des douleurs de colique, &c. Lorsqu'on fait usage de bouillons de viande, ces accidens sont toujours plus marqués dans le fort de la maladie qu'au commencement, & ne tardent pas à se manifester dans celles qui s'annoncent sans eux ; ces derniers cas sont fort rares ici. On a beau répéter l'usage des évacuans ; inutilement la nature, par des vomiſſemens abondans, plus communément par des diarrhées, expulſe-t-elle des amas prodigieux de matières putrides : on trouve ces ſignes toujours marqués de plus en plus, ſi on garde ce régime. Mais ſi on ſe contente d'une nourriture légère & toute végétale, avec une boiſſon copieuſe & convenable, on eſt rarement dans le cas d'employer les purgatifs & les émétiques dans les commencemens des maladies qui s'annoncent avec des ſignes de putridité (1). Ces accidens diminuent & diſparoiſſent ſans autres évacuations que celles qui ſe font naturellement, ou que l'on procure par des lavemens, ſi le ventre eſt ſerré, ou que l'on favoriſe par le même moyen, ſi elles ne ſont pas aſſez abondantes. On ne voit point paroître les ſignes de putridité dans le cours

---

(1) Suivant l'aphoriſme **XXII** du livre I, il faut évacuer les matières cuites, & non celles qui ſont crues, pas même dans les commencemens, à moins qu'elles ne ſoient abondantes ; elles ſe font rarement. *Concoƈta purgare & movere oportet, non cruda, neque in principiis, niſi turgeant, plurima verò non turgent.* Hipp.

de la fièvre, s'ils ne se sont pas manifestés dans le principe (1).

Le premier avantage que je retire
donc évidemment du régime léger &
végétal, est de voir les putridités moins
abondantes ; delà je suis moins dans le
cas d'employer les émétiques & les purgatifs. En faisant garder à mes malades
le régime de vivre prescrit par *Hippocrate* & par les anciens, je me suis vu
naturellement conduit à employer le
même traitement qu'eux dans les fièvres;
car ils purgeoient très-rarement dans ces
maladies. Quoiqu'à leur exemple j'emploie très peu ces sortes de remèdes, sur-
tout dans les commencemens, & je ne
m'en sers jamais dans le fort de la maladie,
attendant pour les placer un calme décidé, que je ne trouve ordinairement qu'à
la fin ; j'ai pourtant reconnu évidemment
qu'ils étoient plus nécessaires dans les malades qui prennent des bouillons de viande, que dans ceux qui se nourrissent autrement, c'est-à-dire, qui se servent d'un

---

(1) Ce que nous avançons ici est parfaitement conforme à ce que dit *de Haen. Rat. medendi*, pars I, cap. I, II, & passim.

régime léger & végétal (1) ; car, pour
ces derniers, une seule purgation à la fin
me suffit ordinairement (2), & j'en
vois tous les jours quelques-uns, sur-tout
dans ma famille , guérir parfaitement
sans purgatifs (3). Je me sers de cette
méthode de traitement dans les fièvres
continues ; mais pour les rémittentes &
les intermittentes, j'en emploie un différent (4), observant pourtant dans les

---

(1) M. Pâris a fait la même observation.
Voyez ci-devant, page 95.

(2) En juin 1772 , je vis un jeune homme
d'Orange , orfèvre, nommé *Roche* , attaqué
d'une fièvre putride, légèrement rémittente,
quotidienne , (les rémittentes sont ordinairement ici tierces ou double tierces ; je n'en ai vu
que deux quartes). Ses parens n'avoient plus
que lui d'enfant, & en avoient perdu onze, de
fièvres putrides. La maladie , très-grave, fut
parfaitement jugée dans neuf jours, & je ne le
purgeai qu'une fois à la fin. La mère fort alar-
mée vint d'Orange à la première nouvelle . &
me répétoit à chaque visite: *ai moussu, coussi fa-*
aquo , din mon pays l'aurien purgeat des caou.

(3) Comme je trouve plus de docilité chez
mes enfans qu'ailleurs, je leur fais garder une
diète plus sévère. Un peu de sirop de limon ou
de vinaigre avec de l'eau, fait toute leur nourriture & leur boisson pendant plusieurs jours.

(4) Après les saignées convenables, je m'em-

unes comme dans les autres, que l'ufage
des purgatifs eft moins néceffaire, &
qu'on eft moins obligé d'y revenir,
quand on obferve un régime végétal.

Mais, quoi qu'il en foit de l'utilité & de

---

preffe d'employer les évacuans dans les fièvres
rémittentes, avec un calme bien marqué,
ainfi que dans les intermittentes, fur-tout fi
elles font irrégulières, & pendant les épidémies, encore plus fi elles font malignes, pour
placer après le kina : les plus communes de ce
dernier caractère, font ici carotiques ou fopo-
reufes. Je connois la méthode de livrer les intermittentes à elles-mêmes, & je l'aï reconnue
innocente, quoique plus longue dans les régulières. Mais comme ces fièvres fe transforment
fouvent, durant les épidémies fur-tout, j'ai
préféré la méthode qui les attaque d'abord &
vigoureufement par les faignées & par les
purgatifs néceffaires, pour être prêt à donner
le kina, fi le danger s'annonce. Je n'aï perdu
de malades dans les rémittentes comme dans
les intermittentes, qui doivent être traitées
avec le kina, que lorfque j'ai été appelé trop
tard, car alors les évacuations n'étant pas
faites, ce remède, quoique donné à haute
dofe, ne réuffit pas toujours. Je connois le
vrai traitement de ces fièvres depuis 1752, &
je me fuis fait un devoir de dire ici, que j'en
aï l'obligation à M. *Amoreux*, qui me fit connoître l'ouvrage de *Torti* : *Therapeutice fpe-
cialis.*

l'ufage plus ou moins répété des évacuans dans les maladies fébriles, quelque méthode de traitement que l'on
fuive à cet égard, ce que j'ofe promet-
tre, ce qu'on ne manquera jamais d'obferver, c'eft la diminution des fignes de
putridité dans les malades qui emploieront un régime léger & végétal, & l'augmentation des mêmes fignes dans ceux
qui feront ufage de bouillons de viande.
C'eft au moins là ce que j'ai obfervé
conftamment.

Les avantages que l'on retire d'une
nourriture végétale, ne fe bornent
point là : j'ai encore conftamment obfervé que les fièvres font beaucoup plus
courtes, qu'elles font accompagnées
d'accidens moins graves; qu'elles guériffent conféquemment avec moins de
peines & de remèdes (1). Relativement

---

(1) Je vois ce que j'avance ici dans les maladies ordinaires, & fur-tout durant les épidémies. Je peux le confirmer par l'obfervation
d'une fièvre qui paroît rarement. Le premier
juin 1775, Madame *Aymiry*, née *Fabre*,
veuve, fut prife d'une fièvre tierce rémittente, conféquemment continue, anomale, d'a-
bord avec deux exacerbations ou redoublemens par jour, précédés tous de friffon; le

enfin à ceux qui font usage de bouillons de viande, je crois être fondé à dire avec *Huxham* (1) : *Je suis assuré qu'un*

---

quatrième jour elle n'en eut qu'un, & deux le cinquième : la maladie garda après le type ou l'ordre de double tièrce continue, avec une exacerbation par jour, se répondant à jours alternes. J'ai vu deux autres fois cette espèce de fièvre, toujours irrégulière, & accompagnée d'accidens dangereux : traitée avec les bouillons, elle a été prolongée jusqu'à 21 jours & au-delà. Comme la malade, d'après mes instances, se détermina à suivre un régime végétal, j'osai avancer que la fièvre n'iroit que jusqu'au 14ᵉ, & l'évènement confirma le pronostic ; d'ailleurs la maladie, depuis le 6ᵉ, fit son cours sans accidens graves. Après avoir fait précéder quelques saignées, en faisant journellement usage de lavemens, je la traitai avec l'anti-émétique de *Rivière*, fait du mélange du suc de citron avec l'alkali végétal, avalé au moment de l'effervescence, que je faisois répéter plusieurs fois par jour. Je n'employai point le kina précédé des évacuans, cette méthode m'ayant paru aigrir une maladie semblable en 1773. Je ne purgeai la malade qu'une fois à la fin ; elle eut une rechute d'intermittente tièrce, pour laquelle elle fut purgée une seconde fois, & dont, après quatre paroxismes légers, elle fut parfaitement guérie le 26 du même mois de juin, absolument sans kina.

(1) Ci-devant, page 82.

grand nombre de fébricitans est la triste victime d'un si mauvais traitement.

Mais comme on me l'a dit plusieurs fois, en abolissant l'usage des bouillons de viande, comment peut - on nourrir les fébricitans, comment peut-on soutenir leurs forces? On n'a rien autre à leur donner. Telle est la frivolité d'un argument tiré d'un usage généralement adopté, au moins dans cette ville, suivant lequel on ne se contentoit pas dans les fièvres de donner une nourriture animale, que l'on croyoit seule convenable dans ces maladies, mais qui défendoit encore tous les végétaux. Je n'aurois qu'un mot à dire pour résoudre cette difficulté: consultez & suivez ce que nous avons dit d'après *Hippocrate* (1), *Sydenham* (2), & sur-tout d'après *Boerhaave* (3), & vous aurez tout ce qui est bon & convenable pour les fébricitans. Mais pour guider les personnes peu instruites, nous croyons devoir entrer dans quelque détail. Du reste, nous ne perdrons point le temps à réfuter, que les

------

(1) Page 30 & suiv.
(2) Page 50 & suiv.
(3) Page 55 & suiv.

crêmes empâtent l'estomac, & qu'elles font une colle, ou autres pareille bêtises qui font absolument dénuées de fondement, & qu'on allègue contre la nourriture végétale.

Et d'abord la chose la plus nécessaire à un fébricitant est la boisson ; dans les premiers jours de la maladie, elle lui servira en même temps de nourriture, & elle suffira pour soutenir ses forces, qui, selon l'usage des anciens, ne font alors qu'opprimées & non perdues, dans le cas même où le pouls seroit petit & foible (1) : d'ailleurs, comme nous

---

(1) En mai 1770, je fus appelé pour l'épouse de M. ***, mon ami, agée de 32 ans, d'une constitution mâle : stérile, elle n'avoit eu ses menstrues que très-rarement & en petite quantité. La malade avoit la fièvre avec le pouls très-petit & très-foible, & ressentoit des douleurs vives dans le bas-ventre, qui étoit élevé & tendu : une première saignée de huit onces l'avoit fait tomber en syncope. Je jugeai qu'il y avoit pléthore, que le sang se ramassoit & étoit arrêté dans les vaisseaux des viscères du bas-ventre, & qu'il n'arrivoit point au cœur, &c. la malade étoit en effet très-bien portante la veille, à quelques douleurs de colique près, qu'elle ressentoit depuis quelques jours. J'opinai pour des saignées ré-

l'avons

l'avons déja dit, on ne doit avoir égard qu'aux forces vitales ; car les musculaires soumises à la volonté ne méritent aucune attention, relativement au besoin de nourriture. Il faut donc donner à un ré-

---

pétées ; mais craignant un affaissement subit, je fus d'avis de les faire petites, & doucement en arrêtant l'effusion du sang par intervalles avec le doigt placé sur l'ouverture de la veine : on fit ainsi une seconde saignée qui ne fut point suivie de défaillance : j'en prescrivis une troisième deux heures après ; & , comme on parut ne pas l'approuver, je demandai consultation. Un de mes confrères appelé dans le moment, condamna la saignée, & fut de l'avis de donner une potion cordiale. Etonné de le voir prescrire un remède si éloigné de mes idées, j'insistai sur les motifs qui établissoient la nécessité des saignées, annonçant d'avance que le pouls, alors petit & foible, deviendroit plein & fort après les saignées. L'avis de mon confrère, qui n'en démordit pas, fut préféré, & la potion cordiale fut préparée. Revenu un quart d'heure après, ramené par mes réflexions, je parlai plus le langage d'ami que celui de médecin ; la troisième saignée fut faite, & le pouls fut moins mauvais : on répéta les saignées jusqu'à neuf dans les vingt-quatre heures ; le pouls devint peu à peu plein & fort, le bas-ventre fut souple sans la moindre sensibilité, & la malade fut bientôt rétablie.

I

bricitant une boiſſon convenable , & on doit à ce ſujet ſe conduire par les avis d'un médecin éclairé. Comme il ſeroit trop long d'entrer ici dans le détail né-ceſſaire , nous dirons ſeulement en gé-néral , ſuivant le conſeil d'*Huxham* (1), qu'il faut communément une boiſſon copieuſe & délayante, d'une qualité aceſcente & ſavonneuſe, & non l'eau pure qui ſeule ne peut ſe mêler exacte-ment avec nos humeurs graiſſeuſes & huileuſes, & contracter une union avec elles : ainſi le ſirop de limon, de vinai-gre , &c. les geléts & les marmelades de fruits , telles que celles de groſeilles , de ceriſes, de framboiſes, &c. délayés & fondus dans l'eau ; l'eau d'orge légère avec les plantes herbacées, ou avec les racines, ſeront excellens dans tous les cas , & on peut les avoir toujours & en tout temps ſous la main. Lorſqu'on vou-dra quelque choſe de plus nourriſſant , on ſe ſervira, comme *de Haen* (2), de la décoction d'orge préparée comme il preſcrit, avec deux ou trois livres envi-ron ou un pot de décoction, qu'on fera

---

(1) Ci-devant , page 76.
(2) Ci-devant , page 144,

bouillir plus ou moins, suivant qu'on voudra se procurer une boisson plus ou moins nourrissante, en y ajoutant, comme il le conseille, le miel, à la dose d'une ou deux onces sur la quantité de décoction que nous venons de déterminer; & le sel de nitre à la quantité d'une ou de deux dragmes, si le malade est fort échauffé, ou si le ventre est serré. Le riz, l'avoine, le froment, le seigle, l'épeautre, &c. peuvent remplir les mêmes vues, & ce sont des semences dont on est toujours & par-tout abondamment pourvu. On peut employer l'orge & l'avoine en gruaux, & toutes ces semences réduites en farine; & alors la décoction sera non-seulement plutôt faite, mais elle sera plus substantielle. Pour rendre cette boisson plus agréable au goût, pour les personnes sur-tout qui n'aiment pas ou qui ne supportent pas bien le miel, on peut l'édulcorer avec les sirops & les gelées; on peut y ajouter aussi un bout de bois de réglisse écrasé, qu'on ne doit faire bouillir qu'un instant, ou le faire simplement infuser à froid ou à chaud, comme l'a observé M. *Baumé* (1).

______

(1) *Elémens de Pharmacie*, page 234.

Ces semences fromentacées, l'orge sur-
tout, préparées suivant la méthode des
anciens (1), seroient vraisemblablement
plus utiles & plus convenables pour les
fébricitans, & je serois très-porté à l'approuver ; mais comme elle n'est plus usitée, qu'on n'en trouveroit point de préparée ainsi, jusqu'à ce que les maîtres de
l'art aient prononcé là-dessus, & en aient
introduit l'usage, il paroît qu'on peut les
employer avec sûreté sans cette préparation. On peut varier cette boisson d'un
nombre infini de manières différentes,
pour remplir les diverses indications, &
pour contenter le goût des malades, &
nous jugeons qu'elle sera presque toujours suffisante dans les premiers jours des
maladies fébriles, sans qu'on ait besoin
d'autre nourriture. Qu'aucun médecin ne
craigne, avec *Mercurialis* (2), *d'être regardé comme un assassin*, en prescrivant ce
régime, qui, suivant les idées reçues aujourd'hui, paroîtra d'abord trop sévère :
les heureux succès qu'il en retirera le
mettront au contraire bientôt en réputation, si dans le même temps, dans les

---

(1) Ci-devant, page 31.
(2) Ci-devant, page 122.

mêmes maladies, durant les épidémies principalement, ses confrères continuent à employer les bouillons de viande. O vous qu'un tendre amour anime, épouses, époux chéris, pères & mères vigilans, calmez vos alarmes, ne craignez point de voir périr de foiblesse l'objet de votre affection; la nourriture que vous lui donnez le surcharge; ce bouillon de viande que vous lui présentez, que vous le sollicitez de prendre, qu'il refuseroit de toute autre main, ce breuvage est un poison; abandonnez un régime de vivre condamné par le raisonnement, reconnu nuisible par l'expérience; adoptez, essayez-en un autre confirmé par toute sorte d'autorités, & vous en connoîtrez bientôt tout l'avantage & toute l'utilité.

Si la maladie est prolongée, si les forces vitales sont affoiblies, on peut se servir de crêmes (1), de bouillies pré-

---

(1) Pour faire ces crêmes en peu de temps, il faut triturer ou concasser les semences, les faire bouillir pendant deux heures ou un peu plus dans suffisante quantité d'eau, & les passer ensuite avec une légère expression. Une cuillerée à bouche de ces semences suffit pour une

parées avec les mêmes semences fromentacées, qu'on fera plus ou moins
épaisses suivant l'exigeance, que l'on
donnera de deux en deux heures, de
trois en trois, ou de quatre en quatre,
selon la nécessité de nourrir plus ou
moins le fébricitant, & suivant qu'il les
supportera bien ou mal (1). Mais comme ces alimens sont fades & dégoûtans
pour le palais des hommes d'aujour-
d'hui, on peut en relever la saveur &
les rendre agréables au goût, en y ajoutant quelques gouttes d'eau de fleurs d'o-
ranges, le miel, le sucre ou les sirops.
Le pain blanc, bien cuit dans l'eau &
assaisonné de même, convient également. Pour les personnes qui craignent
ou qui ne supportent pas bien les choses
douces, comme le miel ou le sucre, on
peut corriger la fadeur des crêmes avec

---

prise de crême, que l'on donne à la dose de
dix à douze onces, ou d'une petite écuellée.
Si on se sert des semences entières, la cuite
doit être plus longue.

(1) Si l'on veut nourrir davantage le malade, il faut que la cuite soit plus longue, & l'expression plus forte. On fait ainsi des bouillies,
ou à cet effet on augmente la quantité des semences.

une petite quantité de sel commun, ou
les aromatiser avec un peu de canelle,
ou autre chose approchante, suivant
leur goût; mais, comme le dit *Syden-*
ham, les crêmes de riz ou d'orge suffisent (1).

Les fruits doux & acescens, bien mûrs
& cuits, conviennent également : les
poires, les pommes, &c. On trouve,
dans ce que nous avons cité de *Boer-*
haave (2), l'énumération des fruits &
des herbages que l'on peut employer,
& qu'il seroit inutile de donner une seconde fois. Nous nous contenterons
d'observer qu'il est toujours nécessaire
que les malades supportent bien ces alimens.

Si on trouve enfin des malades qui
ne puissent s'accommoder de cette nourriture, qui aient pour elle un rebut marqué, qui demandent, aiment & supportent bien les bouillons de viande, ce
dont on peut être assuré souvent aujour-
d'hui, par les épreuves qu'ils en auront
faites dans d'autres maladies; c'est ici
véritablement le cas « de donner un ali-

____

(1) Ci-devant, page 51.
(2) Ci-devant, page 59.

I iv

» ment moins bon , mais plus agréable ,
» à un meilleur, mais dégoûtant (1). » Je
crois qu'on peut dans ce cas permettre
les bouillons de viande, mais toujours
altérés avec les herbages, les acides, le
pain, avec les végétaux enfin ; vous
vous conformerez par-là à l'habitude,
en uniffant enfemble une nourriture
animale & une végétale (2) ; mais ne
donnez jamais les bouillons purs & fans
les altérer ; choififfez alors, autant que
vous le pourrez, la chair des jeunes animaux, qui n'eft point encore véritablement *animalifée*, & qui fubit très-fenfi-
blement la fermentation acide, avant de
paffer par la putride, tandis que la viande
des animaux adultes & formés n'éprouve
la première qu'en paffant, & d'une manière à peine fenfible, pour fe putréfier
auffitôt. Le veau, l'agneau, les poulets,
les pigeonneaux, &c. conviennent de
préférence ; mais, autant que la chofe
fera praticable, n'employez point une
nourriture animale, fur-tout dans le fort
de la maladie, & lorfque les fignes de
putridité feront bien marqués ; évitez la

---

(1) Ci-devant, page 165.
(2) Ci-devant, page 182 & fuiv.

foigneufement dans la pefte, dans les maladies exanthématiques : cas où la dé- génération putride eft plus marquée. Du refte, j'accorde ici très-peu, en permet- tant les bouillons de viande avec ces reftrictions ; fi on confulte le goût des malades, on trouvera très-rarement le cas d'en faire ufage dans les maladies fébriles.

Le petit-lait peut convenir quelque- fois & comme boiffon & comme nour- riture, mais le lait eft toujours nuifible dans ces contrées dans les maladies ai- guës & fébriles. Les perfonnes en bonne fanté le fupportent très-difficilement du- rant les grandes chaleurs : *le duc d'York*, qui paffa en Provence dans le mois d'août 1767, & qui, dit-on, mangeoit beaucoup de lait, en fit la trifte expé- rience. On ne peut permettre le lait, il ne réuffit ici que dans les fièvres lentes, & dans certains cas feulement. Nous ne regardons, nous ne devons regarder le lait, dans ces contrées, que comme un remède, & non comme une nourriture. Nous la défendons abfolument à tout le monde en été ; nous en faifons quitter l'ufage à nos malades, pour le plus tard vers la S. Jean, & nous ne le leur faifons reprendre qu'en septembre ; c'est une loi qu'on ne transgresse guère ici impuné- ment ; il est toujours défendu dans toutes les maladies aiguës & fébriles , de sorte que, vu le danger qu'il y auroit à le per- mettre , nous sommes d'avis de le pros- crire absolument dans ces contrées (1).

Du reste , ne donnez jamais des ali- mens solides aux fébricitans , que leur estomac ne sauroit digérer convenable- ment , & que l'on fait leur être nuisible par une expérience commune & journa- lière. *Hippocrate* l'a dit , tous les méde- cins le répètent après lui : « C'est une » nourriture liquide & non une solide qui » convient dans les fièvres. » Ne faites pas sur-tout comme *Mercurialis*, qui con- damne les alimens solides , qui avertit expressément de ne point s'en servir , & qui cependant dans toutes les fièvres donne le pain, les œufs, & la viande (2).

---

(1) Dans certaines dyssenteries, à l'exemple de *Sydenham* , (*potus erat lac coctum cum aquæ triplo , aut* , &c. tom. I , pag. 112.) j'ai essayé de donner le lait cuit , & coupé avec une grande quantité d'eau ; mais il a toujours pro- duit un mauvais effet.

(2) Ci-devant, page 122 & 123.

Mais ce ne feroit remplir que très-imparfaitement fon objet, que de fe contenter de défendre la nourriture animale dans le cours des maladies fébriles, fi on la permettoit durant les convalefcences. Si cette nourriture eft nuifible, fi elle eft capable de procurer la fièvre quand on fe porte bien, comme nous l'avons prouvé d'après *Huxham* (1) & *Lazerme* (2), & ainfi qu'il eft confirmé par M. *Poiffonnier* (3), & par d'autres relations de voyages & d'expéditions maritimes (4), comment pourra-t-elle être falutaire dans le temps où le corps fe trouve débilité par la maladie qui a précédé? Si elle eft propre à donner des maladies aux matelots, ordinairement gens endurcis & vigoureux, ne le fera-t-elle

---

(1) Ci-devant, pag. 76 & fuiv.

(2) Ci-devant, page 132.

(3) *Voyez* la remarque 2, page 91.

(4) Lorfque notre flotte étoit unie à celle des Hollandois, beaucoup de nos matelots furent attaqués du fcorbut, tandis que les Hollandois en furent entièrement exempts. Cette différence fut due à quelques repas de choux confits, que ces derniers faifoient de temps en temps. *Traité du Scorbut de M.* Lind, *traduit de l'anglois*, tom. I, pag. 168 & paffim.

pas encore plus à procurer une rechute aux convalescens (1)? Donnez donc encore une nourriture végétale à tous ceux qui relèvent de maladies fébriles ; tirez, autant que vous le pourrez, de cette classe tous les alimens que vous leur prescrirez ; ne permettez que le moins que vous le pourrez les viandes & les bouillons ; employez les jeunes animaux ; mêlez, altérez toujours la nourriture animale pour les convalescens, comme nous l'avons conseillé pour les fébricitans.

---

(1) En mai 1777, Madame Bruneau, ma sœur, fut attaquée d'une fièvre rémittente pernicieuse, double-tièrce. (Je n'ai vu cette espèce de fièvre qu'une autre fois dans le printemps, en 1774 ; je ne l'observe qu'en automne, & elle ne paroît pas tous les ans.) Contente d'employer un régime végétal durant le cours de la maladie, elle se nourrissoit de viandes pendant la convalescence. Elle eut trois rechutes de double ou simple tièrce intermittente, & la dernière fut accompagnée d'un dévoiement énorme par le haut & par le bas. Elle se priva, pendant près d'un mois, de tout aliment tiré du règne animal, & elle se rétablit parfaitement. Je suis très-fondé à croire qu'elle doit le retour de sa santé au régime végétal.

Mais, pour ne rien diffimuler ici, les végétaux, à mon avis, ne doivent jamais être employés cruds dans les maladies fébriles : fous cette forme, ces alimens propres à fubir d'abord la fermentation fpiritueufe & l'acide, à fe gonfler prodigieufement, à donner beaucoup d'air, ordinairement phlogiftiqué, avant d'éprouver la fermentation putride, ou plutôt les changemens qu'ils doivent fubir dans l'eftomac ; les végétaux cruds, dis-je, ne me paroiffent pas fans de grands inconvéniens : ce n'eft jamais que cuits, qu'*Hippocrate* (1), *Sydenham* (2), *Boerhaave* (3), confeillent de les employer. Si on veut les donner cruds, ce ne doit être que rarement & en petite quantité, comme le recommande M. *Tiffot* (4) ; mais, avec tout le refpect que je dois aux lumières de ce favant médecin, qu'il me foit permis de dire que le parti le plus fûr eft de les employer cuits ; parce que par la coction, qui prévient ou tout au moins retarde &

---

(1) Ci-devant, page 31.
(2) Ci-devant, page 50 & fuiv.
(3) Ci-devant, page 58 & fuiv.
(4) *Avis au Peuple*, chap. III, parag. 36,

modère tout mouvement intestin, & à
cet égard on ne peut jamais pécher en
leur en faisant subir une trop longue;
par la coction, dis-je, on prévient tout
inconvénient. J'ajouterai encore que les
alimens cuits nourrissent plus que ceux
qui sont cruds & qu'ils conviennent
mieux sous cette forme pour l'estomac
des hommes.

Pour terminer enfin cette Dissertation,
qu'on ne trouvera peut-être déja que
trop longue & ennuyeuse, pour en éviter
la lecture à ceux à qui ce long détail paroîtra fastidieux, je vais faire ici un ré-
sumé court des principales raisons qui
m'ont paru contraires à l'usage des
bouillons de viande dans les maladies
fébriles, qu'on pourra se contenter de
lire, & qui suffira pour s'assurer qu'ils
sont nuisibles dans ces maladies. Les
notes courtes ou les renvois que je
ferai, indiqueront les endroits de cette
Dissertation où l'on pourra trouver les
preuves de mes assertions, autant que
l'on voudra se convaincre de leur vérité.

Il est prouvé que la putréfaction se
fait plus promptement, qu'elle est pous-
sée plus avant, au degré 35 du thermo-

mètre de *Réaumur*, qui répond environ
au 106e de celui de *Fahrenheit*, qu'au
degré 28 de *Réaumur*, à peu près le
92e de *Fahrenheit*. Il est encore prouvé
que la chaleur du corps humain, dans
l'état de santé, est à peu près au dernier
degré, tandis que dans l'état fébrile,
elle est portée depuis ce point jusqu'au
premier degré, ou jusqu'au 35e de
Réaumur, & quelquefois même au dessus. En supposant, ce qui est très-vrai-
semblable, que les thermomètres manquent de précision, & qu'on ne peut
exactement déterminer les degrés de
chaleur, soit de l'état de santé, soit de
l'état fébrile ; la différence est trop considérable, pour qu'on ne soit pas assuré
qu'elle est plus forte dans le dernier que
dans le premier. Il est donc par-là très-
bien prouvé que la putréfaction doit se
faire mieux quand on a la fièvre, que
quand on se porte bien. Ce raisonnement tiré de connoissances physiques &
chimiques de la plus grande certitude, est
encore confirmé par l'expérience, je
veux dire, par la plus grande fétidité des
matières excrémentitielles, par les dégénérations putrides des solides & des
liquides, que l'on observe dans les fiè-

vres; de forte que, quand on ne voudroit pas convenir que la putréfaction a lieu pendant la fanté, ce qui eft d'ailleurs affez bien prouvé, on ne pourroit au moins refufer de la reconnoître dans l'état fébrile. On fait en même temps que les bouillons de viande font de tous les alimens dont nous nous fervons, ceux qui fe putréfient le plus tôt & avec le plus de facilité. De ces prémices évidens, il réfulte, par une conféquence inébranlable, que dans l'état fébrile les bouillons de viande doivent fe putréfier auffitôt, qu'ils ne peuvent qu'augmenter, accélérer, favorifer les dégénérations putrides qui s'opèrent alors ; & de-là, qu'ils font évidemment nuifibles (1). Nous pouvons donc répéter avec affurance, d'après M. *de Gorter* (2) : «Nous fommes » étonnés de l'extravagance de plufieurs » médecins, qui dans toutes les fièvres » ne balancent pas à donner des bouil- » lons de viande, car dans des corps » échauffés par la fièvre, ils font auffi- » tôt changés en pourriture. »

Le rebut naturel que nous fentons

____

(1) Voyez de la page 5 jufqu'à la page 23.
(2) Page 86.

pour les bouillons, quand nous avons la
fièvre, rebut donné par cet inſtinct, pré-
ſent de la nature, qui, lorſqu'il n'eſt
point étouffé ni vicié par de mauvais
uſages, ou par des appétits déréglés,
nous porte preſque toujours vers ce qui
nous eſt bon, & qui nous rend rebutant
ce qui nous eſt nuiſible ; ce riche fond
de médecine naturelle, dont nous nous
trouvons toujours bien d'écouter la voix,
au moins pour ce qui concerne les alimens, nous interdit cette nourriture
dans les maladies fébriles (1).

Il eſt donc bien prouvé par le raiſonnement, que l'uſage des bouillons de

---

(1) Voyez les pages 25 & 26. Il eſt pourtant des cas où ce raiſonnement eſt en défaut,
mais ces cas ſont rares ; je vais en citer un qui
me concerne, qu'on trouvera très-particulier.
J'aime & je ſupporte très-bien le cochon, ainſi
que la ſauge : (nous ſommes ici en uſage,
avec l'infuſion de ſauge, l'huile & le ſel, de
faire quelquefois des ſoupes que nous nommons eau bouillie, *aigue boullide*), mais je n'ai
jamais mangé de cochon rôti, lardé de ſauge,
que je trouve excellent, ſans tomber évanoui
en ſortant de table ; je reviens auſſitôt, & cet
accident n'eſt ſuivi que d'une légère foibleſſe,
qui ne m'empêche pas de vaquer à mes occu-
pations ordinaires.

viande est pernicieux dans les maladies fébriles.

Les médecins les plus célèbres de l'antiquité, à l'exemple d'*Hippocrate*, le père de notre art, tous les anciens médecins n'ont jamais employé les bouillons de viande dans les maladies fébriles (1) : je pourrois dire avec raison, d'après les préceptes qu'ils nous ont laissés sur la diète dans ces maladies, qu'ils n'ont pas même imaginé qu'on pût s'en servir jamais. Les plus fameux praticiens depuis la renaissance des lettres & des arts, depuis le quinzième siècle, je ne nommerai que *Sydenham* & *Boerhaave*, non contens de suivre sur cet article les traces des anciens, ont très-expres-sément condamné les viandes & les bouillons (2). Parmi ceux qui en ont introduit & conseillé l'usage peu après & depuis la même époque, je ne citerai que *Fernel*, *Lommius* & *Houllïer* : ceux

----

(1) *Arétée* & *Alexandre* les ont pourtant employés ; mais comme ce n'est que dans quelques cas seulement, nous avons cru pouvoir donner une assertion générale. *Voyez* page 98 & suiv.

(2) Voyez de la page 45 à la page 95.

qui ont joui de la plus grande réputation, mettent au premier rang le régime
de vivre végétal ; s'ils se servent de bouillons de viande, ce n'est qu'en les altérant avec les végétaux (1). *Rivière*, un
des plus célèbres praticiens de l'école
de Montpellier, dans un temps ou depuis peu l'usage des bouillons de viande
étoit établi dans cette ville, après avoir
parlé du régime de vivre conformément
aux règles prescrites par les anciens, &
après avoir loué leur rigoureuse exactitude à cet égard, nous dit, « que, de
» son temps, dans son pays au moins,
» c'est par l'opiniâtreté des femmes, &
» par la facilité des médecins, qu'on en est
» venu au point de se servir toujours &
» dans toutes les fièvres, quelque aiguës
» qu'elles soient, des bouillons tirés de
» viande de poulet, &c. (2) » *Lazerme*,
autre praticien de nos jours & de la
même école, donne la préférence à la
nourriture végétale pour la fièvre continue (3). Plusieurs, celui-ci sur-tout &
Huxham, ont observé qu'une nourriture

---

(1) Voyez de la page 109 à la page 146.
(2) Voyez page 131.
(3) Voyez page 134.

animale eft capable de procurer la fièvre
à des hommes bien portans (1) ; le dernier en a reconnu évidemment les mauvais effets dans les maladies fébriles (2).
M. *Poiffonnier* & M. *Lind* rapportent
nombre de faits qui confirment ces obfervations , & qui prouvent l'utilité du
régime végétal dans les maladies fébriles,
& fon efficacité pour les prévenir (3).
Après le concours de tant d'obfervations exactes , de tant d'autorités graves,
rapportées dans une longue fuite de
fiècles , depuis l'origine de la médecine
jufqu'à nos jours , les unes en confirma-
tion des autres ; peut-on s'empêcher de
conclure que l'expérience confirme l'u-
fage d'une nourriture végétale , & qu'elle
interdit celui des bouillons de viande
dans les fièvres , ainfi que celui de tous
les alimens tirés du règne animal ? Peut-
on refufer au moins de convenir que
la nourriture animale eft fufpecte par
les motifs les plus graves , qu'elle doit
être regardée comme dangereufe , &
proferite par cette raifon ; tandis que la

---

(1) Voyez pages 80 , 81 & 134.
(2) Page 81.
(3) Pages 91 & 283.

végétale, qui n'est point inculpée, mérite la préférence, & qu'elle peut & doit être employée, comme celle qui n'est sujette à aucun inconvénient (1) ?

La futilité enfin des raisons rapportées en faveur de l'usage des bouillons de viande, tirées, 1°. de la foiblesse des malades ; 2°. de la nécessité de donner aujourd'hui des alimens plus nourrissans que du temps des anciens, attendu qu'on mène une vie moins frugale qu'autrefois ; 3°. de l'habitude qui doit faire moins craindre de mauvais effets d'une nourriture dont on fait usage dans l'état santé ; 4°. du goût & de l'appétit des malades ; 5°. enfin des cures opérées également avec le régime animal & avec le végétal : la futilité, dis-je, de ces raisons que nous avons, je ne dirai pas combattues, mais anéanties, ne laisse aucun subterfuge aux partisans des bouillons de viande, au moins à ceux qui les donnent purs, sans correctifs & sans altération, seuls & toujours, dans toutes les maladies fébriles, & dans tous les temps des fièvres, conformément à l'usage que nous trouvons presque généralement

____

(1) Voyez page 167 & suiv.

établi dans certains pays ; & c'est ainsi
qu'on les emploie dans ces contrées,
& dans presque toute la France (1).

Pour confirmer que l'usage des bouillons de viande est pernicieux dans les
maladies fébriles, j'ai cru qu'il m'étoit
permis de rapporter mes observations
propres, faites dans une pratique de
vingt-six ans. Suivant ma foible expérience, avec le régime végétal, les maladies sont plus courtes ; elles sont accompagnées d'accidens beaucoup moins
graves, sur-tout de beaucoup moins
de signes de putridité : on les guérit avec
moins de peines & de remèdes ; on n'a
pas besoin d'employer autant d'émétiques & de purgatifs ; elles sont enfin
beaucoup moins souvent mortelles (2).

Avant de rapporter mes observations,
espérant de les voir bientôt confirmées
par celles de tous les médecins & de
tous les fébricitans, vu l'éloignement

---

(1) Voyez de la page 153 à la page 175.
M. *Bonnery* mon ami, docteur de Montpellier,
& excellent médecin de Saint-Remi, ville si-
tuée à trois lieues d'ici, m'a dit avoir traité un
malade du Berri, qui l'avoit assuré qu'on ne
s'en servoit point dans sa Province.

(2) Voyez de la page 177 à la page 178.

que l'on commence d'avoir généralement pour les bouillons de viande &
pour la nourriture animale, malgré la
force de mes raisons, je n'ai qu'une prétention très-bornée, celle d'inviter tout
le monde à faire, comme moi, l'essai
dans les fièvres du régime de vivre végétal, approuvé par les médecins de la
réputation la plus distinguée ; mis au
premier rang par ceux qui, praticiens
les plus célèbres dans leur parti, en ont
pourtant introduit, conseillé ou employé
un autre, dont l'origine est toute récente
pour ainsi dire, & qui n'a jamais pu s'é-
tablir que dans certains pays. Ce n'est
que pour un instant que je prétends engager tout le monde à quitter celui que
les plus grands médecins réprouvent, &
qu'on ne peut s'empêcher de regarder
comme suspect, pour se servir de l'autre,
qui, s'il n'est pas meilleur, est tout au
moins sans danger & sans inconvénient.

Me flattant que tout le monde, un
grand nombre de personnes au moins,
voudra faire cette épreuve, j'indique, d'a-
près les maîtres de l'art, d'après *Boerhaave* sur-tout, d'où l'on peut tirer la
nourriture des fébricitans : 1°. des semences fomentacées ; 2°. des fruits

doux & acefcins ; 3°. des fruits pulpeux
& mous ; 4°. des herbages ; 5°. enfin
du petit-lait : mais je défends le lait,
qu'on regarde ici comme un remède
plutôt que comme un aliment dans les
maladies fébriles, & qu'on ne peut employer dans ces contrées que dans les
fièvres lentes, & dans certains cas feulement ; mais qu'on reconnoît nuifible
dans les maladies aiguës.

Si je permets les bouillons de viande
quelquefois, ce n'eft qu'avec des reftrictions qui en limitent extrêmement
l'ufage, qui ne doit être admis qu'autant
que les malades le fupportent bien &
fans accidens, & qu'ilsont un re but marqué pour tous les végétaux : mais je confeille de ne s'en fervir jamais qu'autant
qu'on les corrigera ou qu'on les altérera
avec les acides, avec les plantes herba-
cées, &c. & qu'on choififfe les viandes
des jeunes animaux qui ne font point
encore véritablement animalifées.

Je défends, d'après les plus grands
médecins, de donner jamais des alimens
folides aux fébricitans, & je recommande
expreffément de continuer à employer
la nourriture végétale pour les convalef-
cens, & de ne fe fervir de l'animale
qu'avec

qu'avec les mêmes restrictions & avec les attentions que celles que nous avons données pour les fébricitans. Ne regardant point enfin les végétaux comme absolument sans inconvéniens, étant donnés cruds, nous conseillons de les employer toujours cuits & préparés, comme le recommandent *Sydenham*, *Boerhaave*, &c.

Telles sont les raisons de théorie & de pratique, qui m'ont paru convaincantes pour prouver que la nourriture animale, & les bouillons de viande principalement, sont nuisibles dans les maladies fébriles, & pour autoriser l'usage des végétaux; raisons dont on peut également faire l'application à beaucoup d'autres maladies, au moins à celles dans lesquelles la tendance à l'alkalinité, ou plutôt à la putréfaction, est marquée, dans le scorbut sur-tout, qui ordinairement est sans fièvre dans les commencemens. La nourriture végétale ne sera pas moins utile pour les personnes qui ont une diathèse scorbutique, ou une disposition à cette maladie; ou qui ont, comme on dit, le scorbut constitutionnel, ainsi que pour les matelots, pour prévenir ce terrible fléau, qui fait de si grands ravages dans les voyages sur mer, comme l'a prouvé M. *Poissonnier.*

Quoique j'aie commencé à me servir du raisonnement, c'est principalement de l'expérience que je tire mes premiers & mes principaux motifs. Si j'ai fait marcher celui-là le premier, c'est parce qu'il m'a paru de la plus grande solidité, & parce que je l'ai cru très-propre à éclairer celle-ci, qui, lorsqu'elle n'est point appuyée du raisonnement, est si souvent fautive & sujette à jeter dans l'erreur, tandis que toutes les fois qu'elle est bien confirmée par lui, elle devient inébranlable. Je ne m'attends à aucune contradiction de la part des médecins ; mes raisons & mes preuves, déja connues d'eux tous, au moins en grande partie, me paroissent à l'abri de toute contestation. Mais si le public n'est pas convaincu que la nourriture animale est pernicieuse dans les maladies fébriles, il doit regarder comme incontestable que le régime végétal mérite la préférence, & de-là il doit être nécessairement porté à en faire l'épreuve ; cet objet est trop intéressant pour qu'on doive rester dans l'incertitude : c'est-là tout ce que je demande,

bien assuré, d'après cette essai, de ga-
gner ma cause; assuré, dis-je, de voir
bientôt les bouillons de viande généralement & par-tout proscrits dans les maladies fébriles.

FIN.

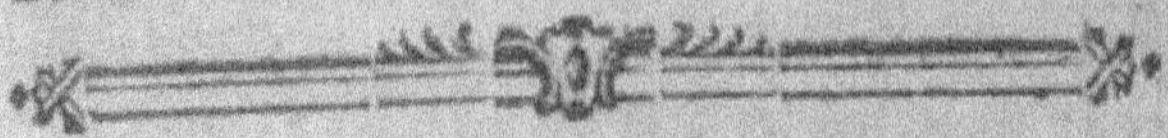

CATALOGUE

Des Auteurs cités dans cette Differtation.

ALEXANDRE DE TRALLES. Alexandri Tralliani de arte medica; libr. XII. *Johan Guinterio* Andernac. interprete. Vid. artis medic. principes ab *Alberto de Haller.* tom. VI & VII.

ANONYME. Le traducteur des Leçons de chimie de M. *Shaw.* Effai pour fervir à l'Hiftoire de la putréfaction; in-8°, Paris, 1766.

ARÉTÉE DE CAPPADOCE. Aretæi Cappadocis, de caufis & fignis acutorum & diuturnorum morborum, & de eorum curatione. libr. VIII. *Junio Paulo Craffo* Patavino interprete. Vid. artis medicæ principes ab *Alberto de Haller.* tom. V.

ASTRUC. (Jean) Traité des maladies des femmes; 6 vol. in-12. Paris, de 1763 à 1765.

BAGLIVI. (Georgii) Opera omnia medico-practica & anatomica; in-4°. Lugduni, 1745.

BAILLOU. (Guillaume DE) Guillelmi Ballonii opera à *Jacobo Thevart*, cum authoris vitâ ex libro *Renati Moreau excerptâ*; 4 vol. in-4°. Venetiis, 1734.

BARON. (Théodore) Cours de chimie de *Nicol. Lemery*, revu, corrigé & augmenté par....., in-4°. Paris, 1757.

BEAUMÉ. (M.) Elémens de pharmacie théorique & pratique ; in-8°. Paris, 1769.

—— Chimie expérimentale & raisonnée ; 3 vol. in-8°. Paris, 1773.

BOERHAAVE. (Hermann.) Elementa chemiæ ; 2 vol. in-4°. Paris, 1747.

—— Institutiones medicæ ; in-12 , Par. 1747.

—— Aphorismi de cognoscendis & curandis morbis ; in-12 , Lugd. Batav. 1737.

BOIS. (Jacques DU) Jacobi Sylvii opera à *Renato Moreau* ; in-fol. Genevæ , 1635.

BOISSIEU. (N. DE) Dissertation qui a remporté le prix de l'Académie de Dijon en 1767, sur la nature... des anti-septiques.... in-8°. Dijon & Paris, 1769.

BORDENAVE. (M.) Dissertation sur les antiseptiques. *Ibid.*

CÆLIUS. (Aurelianus Siccensis.) Cælii Aureliani Siccensis morborum chronicorum ; lib. V. Celerum vel acutarum passionum , lib. III. Vid. artis medicæ principes ab *Alberto de Hal'er* ; tom. X & XI.

CASTELLI. (Bartholomæi) Lexicon medicum græco-latinum à *Jacobo Pancrat. Brunone* ; in-4°. Genevæ , 1746.

CELSUS. (Aurelius Cornelius) Medicina. Vid. Artis medicæ principes ab *Alberto de Haller* ; tom. VIII & IX.

CICÉRON. (Marci Tullii Ciceronis) Tusculanarum disputationum , libr. V. traduites par *Bouhier & d'Olivet*, avec des remarques ; 3 vol. in-12, Amsterdam, 1739.

FERNEL. (Jean) Joannis Fernelii universa medicina ; in-8°. Genevæ , 1637.

K iij

FIZES. (Antoine) Antonii Fizes. De febribus; in-16, Amstelodami, 1749.

FREIND. (Jean) Joannis Freind. Opera omnia medica; in 4°. Parisiis, 1735.

GALENUS. (Claudius) Claudii Galeni opera; 4 vol. in-fol. Basileæ, 1542.

GODART. (M.) Septicologie, ou Differtation fur les anti-feptiques; in-8°. Dijon & Paris, 1769.

GORRIS. (Jean) Joannis Gorræi opera. Definitionum medicarum; libr. XXIV. Curâ Joann. Gorræi filii; in-fol. Parisiis, 1622.

GORTER. (Jean DE) Medicina Hippocratica exponens aphorifmos Hippocratis; in-4°. Patavii, 1747.

—— Medicinæ compendium in ufum exercitationis domefticæ digeftum; in-4°. Patavii, 1751.

HAEN. (Antoine DE) Ratio medendi in nofocomio practico Vindobonenfi. 9 tom. in-12, Parifiis, de 1771 ad 1774.

HALLER. (Albert DE) In Hermanni Boerhaave methodum ftudii medici; 2 vol. in-4°. Amftelodami, 1751.

—— Artis medicæ principes. Hippocrates, Aretæus, Alexander, Aurelianus, Celfus, Rhafeus; 11 v. in-8. Laufannæ, de 1769 ad 1774.

—— Difputationes ad morborum hiftoriam & curationem facientes; 7 tom. in-4. Laufannæ, de 1757 ad 1760.

HEISTER. (Laurent) Compendium medicinæ practicæ; in-8°. Amftelodami, 1762.

—— Inftitutiones chirurgicæ; 2 vol. in-4°. Amftelodami, 1750.

HELMONT, (Jean-Baptiste) dit Van Helmont.
Opera. in-4°. Amstelodami, apud Ludovicum Elzevirium, 1652.

HIPPOCRATES. Couf. vid. Artis medic. princip. ab *Alberto de Haller* ; tom. I, II, III, IV.

HOFFMAN. (Frédéric) Opera omnia cum fupplementis ; 7 vol. in-fol. Genevæ, 1748 ad 1753.

HOULLIER. (Jacques) Jacobi Holleri Stempani omnia opera practica, cum notis Ludov. Dureti, &c. in-4°. Genevæ, 1635.

HUXHAM. (Jean) Liber de febribus & opufcula ; in-8. Venetiis, 1765.
——Obfervationes de aere & morb. epidem, in-8°. Venet. 1773.

LAZERME. (Jacques) Curationes morborum ; 2 vol. in-12, Monfp. 1750.

LECLERC. (Daniel) Hiftoire de la Médecine ; in-4°. Amfterdam, 1723.

LIEUTAUD. (Jofeph) Synopfis univerf. prax. med. 2 vol. in-4°. Amftelodami, 1765.

LIND. (M.) Traité du Scorbut, trad. de l'Anglois ; 2 vol. in-12, Paris, 1756.

LISTER. (Martin) Tractatus de variolis. In Richardi Morton operibus.

LOMMIUS. (Jodocus) Obfervationes & de febrib. in-12, Amftelod. 1745.

MACBRIDE. (David) Effais d'expériences traduit de l'Anglois par M. Abbadie ; in-12, Paris, 1766.

MACQUER. (M.) Elémens de Chimie théoriq. & pratiq. 3 vol. in-12, Paris, de 1749 à 1751.

—— Dictionnaire de Chimie. Anonyme, 2 vol. in 8°. Paris, 1766.

MEAD. (Richard) Opera omnia medica; in 8°. Paris, 1757.

MERCURIALIS. (Hyeronymi) Prælectiones Patavinæ; in-fol. Venetiis, 1627.

—— De peste, de morb. cutan. &c. in-8°. Basileæ, 1577.

MILLIN DE LA COURVEAULT & MORISOT DES LANDES. (MM.) Thesis ergo Parisinis variolarum inoculatio. *Voyez* Haller, disput. tom. V.

MORTON. (Richard) Opera medica cum addiment. 2 vol. in-4°. Lugduni, 1737.

PARIS. (M.) Lettre à l'Auteur.

PERDULCIS. (Bartholomæi) Universa medicina ; in-4°. Lugduni, 1649.

POISSONNIER. (M.) Mémoire sur les avantages qu'il y auroit à changer la nourriture des gens de mer; in-4°. Paris.

PRINGLE. (M. Jean) Observations sur les maladies des Armées , & Mémoires sur les substances septiques , &c. 2 vol. in-12. Paris , 1771.

RHASES ou RASIS. Liber de Variolis. *Voyez* Haller, Artis med. princip.

RIVIERE. (Lazare) Lazari Riverii opera medica universa ; in-fol. Lugduni, 1738.

RONDELET. (Guillaume) Opera omnia medica; in-8°. Genevæ, 1628.

SENAC. (Jean) De recondità febrium intermittent. tum remittent. naturâ & de earum curatione. Anonymus. in-8°. Amstelod. 1759.

SAUVAGES DE LA CROIX. (François Boiſſier DE) Noſologia methodica ſiſtens morborum claſſes, &c. 5 vol. in-8°. Amſtelodami, 1763.

SENNERT. (Daniel) Opera. 3 vol. in-fol. Lugduni, 1650.

STHAL. (Grégoire Erneſt) Opuſcul. phiſico. med. in-4°. Halæ, 1715.

SYDENHAM. (Thomas) Opera medica cum additamentis; 2 vol. in-4°. Genevæ, 1749.

TISSOT. (M.) Avis au Peuple ſur ſa ſanté; in-8°. Lauſanne, 1761.

TORTI. (Franciſcus) Therapeutice ſpecialis ad febres periodicas pernicioſas; in-4°. Venetiis, 1755.

VALESCUS DE TARANTA. Philonium; in-8°. Lugduni, 1535.

VAN-SWIETEN. (Gerard) Commentaria in Hermanni Boerhaave aphoriſmos de cognoſ. & curand morb. 5 vol. in-4°. Pariſiis, 1746 ad 1773.

VARANDÉ. (Jean) Opera omnia; in-fol. Lugduni, 1658.

VIGAROUS. (François) Quæſtiones medicæ pro regiâ cathedrâ vacante, &c. in-4°. Monſpelii, 1776.

VOULLONNE. (M.) Mémoire qui a remporté le prix de l'Académie de Dijon, en 1776. Médecine agiſſante & expectante, in-8°. Avignon, 1776.

PASSAGES LATINS

Des Auteurs cités, traduits dans cette Differtation.

M. *LIEUTAUD. Synopfis univerf. prax. med. tom. I, pag. 1.*

IN cimmeriis latet tenebris genuina febris indoles, nec forté dilucidius patent ejus differentiæ, quidquid de hac re in medium adduxerent nonnulli prioris notæ authores...., hinc plures non infimi fubfellii dubitârunt, num fatiùs foret cæptis abftinere, ac nobis obfervationibus inhærere, quibus benè perfpectis, & collatis fanior emergeret doctrina.

JOANNES HUXHAM. De anginâ malignâ, pag. 32 & fequent.

Illorum fanguis qui fame pereunt, fummè acer redditur, quo generantur febris, phrenitis, & tantus putredinis gradus, qui omninò vitalia deftruit principia. Cujus rei exemplum admodum melancholicum aliquandò in viro nobili egente inveni, qui obftinatâ fame mortem fibi ipfi concifcere, neque vi neque persuasione per plures dies ullum cibum aut guttulam potùs deglutire volebat. — Qui subito febre corripiebatur, os rubore, & caput ejus insigni offundebatur calore. Pulsus ejus erat tenuis at valdè celer. Post quinque aut sex dies ejus spiritus maximè infensus, ejus labia nigra, sicca, arida, ejus dentes & fauces putrida, nigra, cruenta : urina (si obtineri poterat) profundissimo colore tincta, majorem, quàm si per mensem reposita fuisset, spargebat fætorem ; tandem perpetuò obtremiscens neque stare, multò minus incedere, valebat, delirio & vertigine alternante correptus, convulsivis mortis contentionibus crebriùs afficiebatur, in quibus sæpiùs circà caput & pectus satis insignis extricabatur sudor, licèt ejus membra prorsùs frigida, pallida & corrugata essent. Sudoris color erat profundè luteus, & fætor admodum nauseosus.

FRIDERICUS HOFFMANNUS. De salubrit & insalubrit. esculent. tom. I, pag. 109.

Et qui in celerrimam putredinem ruunt, quando diutiùs in primis viis subsistunt, præcipuè sunt carnes elixæ. Nul-

la enim alimenta faciliùs quàm carnes
in putridinem ruunt.

IDEM , loco citato.

Quare non sine ratione natura in omnibus morbis acutis, & ubi corpora variis
impuritatibus repleta sunt, sponte à carnium usu abhorret, cujus institutum lau-
dabiliter adjuvant medici, qui ægris juscula nutritiva interdicunt. Hujus enim
generis alimenta putredini, quæ forma-
lem malignitatis causam constituit, mirum quantum velificantur. Undè in peste & morbis populariter grassantibus à
carnium esu abstinere consultum est, quo
tempore acidula, quæ putredini admodum inimica sunt, operam planè insignem præstant. Hoc ipsum tamen de illis
corporibus intelligendum est, quæ infir-
miora sunt, febre decumbunt, vel mul-
tas impuritates in humoribus cumulatas
habent.

*CICERO. Tusculan. disput. lib. 2. De
tolerando dolore.*

Mihi semper Peripateticorum Acade-
miæque consuetudo de omnibus rebus
in contrarias partes differendi , non eam
ob causam solùm placuit, quod aliter

non-posset, quid in unâquâque re veri-
simile esset, inveniri, sed etiam, &c.

CELSUS. *Libr. III, cap. VI.*

Cibus autem febricitantibus humidus
est aptissimus, aut humori certè quàm
proximus, utique ex materiâ levissimâ,
maximèque sorbitio. Eaque si magnæ
fuerint febres, quàm tenuissima esse debet, mel quoque despumatum huic rectè adjicitur, quo corpus magis nutria-
tur.... Dari verò invicem ejus potest,
vel intrita ex aquâ calidâ, vel alicâ
elotâ; si firmus est stomachus, & com-
pressa alvus, ex aquâ mulsâ; si vel ille
languet, vel hæc profluit, ex poscâ.

Et primo quidem cibo ita satis est:
secundo verò aliquid adjici potest....
vel olus, vel conchylium, vel pomum.

Cùm verò febris instet, incipiat, au-
geatur, consistat, decedat, deindè in de-
cessione consistat, aut finiatur, scire licet, optimum cibo tempus esse febre
finitâ: deindè, cùm decessio ejus con-
sistit: tertiam, si necesse est, quando-
cumque decedit: cætera omnia pericu-
losiora esse.

Si tamen propter infirmitatem neces-
sitas urget, satius esse, consistente jam

incremento febris, aliquid offerre, quàm
increſcente; ſatius eſſe, inſtante, quàm
incipiente : cum eo tamen, ut nullo
tempore is, qui deficit, non ſit ſuſtinen-
dus. Cap. V, libr. ejuſdem.

Optimum medicamentum eſt oppor-
tunè cibus datus. Cap. IV, libr, ejuſd.

RHASES. De variolis. cap. XII.
Oportet ut bibenda præbeatur variolis laborantibus aqua hordei, eadem
arte & methodo parata, ac illa quæ bibenda præbetur in morbis acutis : ſi febris mitior ſit & pacatior, & alvus minimè laxa cum ſaccando : at ſi calor fe-
brilis vehementior ſit & alvus laxa,
huic utique affundatur, quantitas ejus di-
midia ſucci mali punici acidi, contuſi
cum granis ſuis, &c.

JOANNES GORRÆUS. Definit. me-
dic. pag. 533.
Sic ergo parata ptiſana recondebatur,
optimo quidem & ſaluberrimo inſtituto;
quod utinam à nobis neglectum non
eſſet !

JOANNES-BAPTISTA VAN HEL-

MONT. De febribus. Diæta febrium.
cap. XII, *pag. 772.*

Unico Hippocratis præcepto isto, quod in morbis acutis statim tenuissimo victu utendum præcepit. Victum autem tenuissimum non interpretor arctum jejunium, sive abstinentiam severam, nec item juscula carnium quocumque herbarum favore alterata. … Imprimis detestor in febribus abstinentiam à potu… Sitis alioqui stricta lex, & rupta mandati obedientia, jam millies medenti opprobrium attulit. Abhorreo etiam in febri jura carnium : nam extemplò natura detestatur eadem, & quo meraciora, eo quoque damnosiora, ex mente *Hippocratis*. Corpora impura (sic vocat febrientium quibus stomachi nidorosi) quo plus nutris eo magis lædis. Lædunt namque febrientes, quia caro, ova, pisces & juscula facilè tum cadaverantur ac minimè nutriunt. Vesaniæ enim simile est, sæpè deplere venas, iterumque velle nutrire eos, quibus vis digestiva pessum data est. Confortare inquam, velle, ubi hostis intus est.

THOMAS SYDENHAM. Febris continua an. 1661, 62, 63, 64. *p. 37 & 38.*

At si fermentatio neque nimium æstuet, neque langueat, eam in isto gradu relinquo, nec ullis remediis utor, nisi ægrorum, vel amicorum quibus stipantur importunitas à me aliquid extorqueat.... Atque hoc loco non prætermittam, me sæpiùs ad tenuis conditionis homines, quorum crumena prolixo apparatui medico ferendo non erat, accersitum, nil fecisse aliud post venæ sectionem & vomitionem peractam (si quidem eas postulasset indicatio) nisi quod ipsis præscriberem, ut toto morbi tempore lecto defixi, non nisi juscula avenacea & hordeacea, vel similia haurirent; tenuem cerevisiam (dempto frigore) moderatè biberent ad sitim sedendam.... Atque ita sine ulteriore aliquo apparatu, nisi quod leve catharticum in fine morbi áddere soleam, salvos & incolumes dimisi.

Ea quippe (victûs ratio) quam ad hoc usque tempus præscripsi, eadem promedum est cum illâ quam modò commemorabam. Uti juscula avenacea, hordeacea, panatellæ ex pane & vitello ovi, in aquâ cum saccharo confectæ; juscula tenuia ex decocto pulli, cerevisia tenuis lupulata, cui quandoque æstuante calore febrili, immisceri potest succus aurantiorum recéns expreſſus, & ſuper ignem ad cruditatis tantùm ſublationem coctus, & his ſimilia, quamvis juſcula avenacea ſint inſtar omnium. Negare verò cereviſiam tenuem, quæ ſubindè in mediocri quantitate ſumitur, ſeveritas eſt minimè neceſſaria, imò ſæpè numero etiam detrimentoſa.

Pro victu etiam juſcula hordeacea, avenacea, panatellam, poma cocta, &c. Juſculis verò è carne pullorum vel aliâ quâcumque interdixi. Sect. iij, cap. III, pag. 101.

Ægro interim carnibus interdixi. Sect. iv, cap. IV, pag. 118.

Carnes cujuſcumque generis, ut & juſcula ex iis parata ſacra ſunto ; juſculis verò hordeaceis.... veſcitor. De anginâ, ſect. vj, cap. VII, pag. 177.

Si tuſſis nondum febrim atque alia ſymptomata.... accerſiverat, ſatis eſſe arbitrabar ægrum à carnibus abſtinere. Tuſſes epidemic. ſect. v, cap V, pag. 151.

Febri & peſſimis ejus ſymptomatibus rectiſſimè.... occurrebatur venæ ſectione.... ægrum interim monebam abſtineret à carnibus. Ibid. pag. 152.

Æger inſuper ut juſculis hordeaceis....

Cum pomis aſſatis veſcatur , volo , &c.
Febr. eryſipel. ſect. vj, cap. VI , pag.
175.

*RICHARD MORTON. De methodo
curand. febr. cap. VII , pag. 121.*

Victus.... ſæpiùs miniſtrari oporteat , unoquoque tamen paſtu ſit parcus
admodum iſque tenuiſſimus , maximè
præſente exacerbatione & durante febrîs
augmento ; veluti avenacea , panatellæ ,
hordeacea , liquor poſſeticus ſalviâ alte-
ratus , cereviſia tenuis.... Ala maciata ,
ptiſana , &c.

Diætam quod attinet , ea ſito portet
(ut in aliâ quâvis febre) parca & admodum tenuis.... Uti avenacea , hordeacea, poſſelicus liquor ſimplex , vel ſoliis
ſalvice & raſurâ C. C. & eboris altera-
tus ; inſuper (modo alvus non nimis
jam fluat) pulpa pomi cocti & cereviſia,
vel ala mediocris. De apparatu variolar.
cap. VII , pag. 55.

*HERMAN BOERHAAVE. Inſtitut.
medic. paragr. 1100.*

Ergo ubi humores vergunt in natu-
ram alkalinam (725 , 757 , 911.) tum
materies cardiaca hæc (1096. 1. 1097.)

optimè petitur : 1°. Ex decocto benè maturato feminum frumentaceorum leniffimè priùs quodammodo toftorum, cum aquâ purâ longâ coctione præparatorum, ut fiat indè ptifana levior, flos meracior, vel cremor paulò fpiffior, aut puls craffior Græcorum, aut ex fimilibus præparatis ex micâ panis cum aquâ, ut funt panadæ vel panatellæ Italorum, variâ pariter fpiffitate differentium ; vel Britannorum & Germanorum, talia facta ex avenâ celeberrimo ufu laudatiffima : inferviunt his omnia femina frumentacea & leguminofa fic præparata (1034. 1. 2. 3. parte priore, tritici, zeæ, fecalis, hordei, avenæ, &c.) 2°. Ex fructibus benè maturis, gratis, acido - dulcibus, maximè fucculentis, recentibus aut in faccharo conditis, vel in gelatinam verfis cum aquâ coctis, & cum pauxillo panis incocti deindè præparatis : talia hîc apta funt poma acidula, vinofa ; cydonia matura, aurantia Indiæ occidentalis & Lufitaniæ ; pyra acidula, vinofa ; perfica ; armeniaca ; pruna matura, ficcata, gallica, hifpanica, damafcena, acidodulcia ; cerafa ; mora ; uvæ ; uvæ paffæ ; rebefia ; rubi fructus ; baccæ vitis ideæ ; fambuci, ebuli ; fragaria, &c. 3°. Ex fructibus pulposis , mollibus, similiter diuturnâ coctione in aquâ resolutis , atque deindè condimento sapidiore gratioribus redditis ; cui apta censentur operi poma , cucumeres cucurbitæ , melones & cinaræ capita. 4°. Ex oleribus blandis , acidulis : brassica rubra ; rapa ; intyba ; chicorea ; portulacæ , acetosæ , scorzoneræ , tragopogona , sisara huc spectant. 5°. Lac animalium solis herbis pastorum ; ejus serum ; lac defloratum , &c.

Signa acrimoniæ alkalinæ sunt fætor cadaver olens , aut in toto , aut in parte ; sapor ut carnis , ut urinæ putrefactæ ; erosio cineritia ; plumbea , nigra quoad colorem , eaque celerrimè proserpendo grassans , sitis ingens vix sedanda , appetitus prostratus , atque ab omni cibo abhorrens ; fæces alvi solutæ , splendentes , cadaverosæ , fuscæ , nigræ ; urina acris , crassa , fusca , spumescens , fœtida instar putrefactæ , vix dimittens fæces ; sudor vix ullus , aut similis lotio modo descripto ; cutis arida externa , ut & interna narium , oris , &c. Cruor tenuis , dissolutus , floridus, vix concrescens ; pustulæ rubellæ, ichorosæ, fuscæ, plumbeæ , nigræ , subitò gangrenosæ ; bubones ; anthraces ; maculæ purpureæ ; inflammationes acutiffimæ, celerrimæ ; fphaceli cum bullis elevatis; juvamen ab acidis. Ibid. paragr .912.

Sanorum mutatio in morbofam indolem. Aphorifm. 587.

Dum à venenato ftimulo variolarum excitata febris in corpus faniffimum agit, paucorum dierum fpatio magna humorum pars in pus , vel in peffimâ variolarum fpecie , in ichorem gangrenofum convertitur... Urina enim fit acerrima, & fæpè jam fubputrida , dum fanguinis fales & olea , per auctum volatiliora & acriora reddita , abluit. Saliva vifcida & putridi faporis ; fæces alvinæ liquidiffimæ cadaver fæpe olent; bilis , &c. Van-Swieten in Aphorifm. 587, tom. II, page 56.

Ex totâ hâc doctrinâ caloris (673 ad 698) intelligi poteft, cur febris calidiffima fit acuta, celeris, putrida , & in calore fummo peftifera ? ... calor putrefacit. Putredo facta ex fe non calefacit. Boerhaave , Aphorifm. 698.

Vitæ & viribus confulitur, cibis & potibus fluidis, facilè digerendis, putredini adverfis , fiti contrariis , appetitui

citando idoneis, caufæ morbi cognitæ
oppofitis. Aphorifm. 599.

VAN-SWIETEN. In Hermann. Boer-
haave, aphorifm. 599, tom. II, pag. 92
& fequent.

Putredini adverfis. In commentariis,
§. 100. dictum fuit, folo augmento
motûs circulatorii fales & olea fanguinis
volatiliora & acriora fieri, id eft in putredinem tendere : cùm ergo in febre velo-
cior circulatio fit, idem metuendum
erit : atque ob hanc caufam inter febrîs
effectus, §. 587. Enumeratos, humorum degeneratio in putredinem recenfita
fuit. Patet ergo ratio quare in victu febricitantium feligi debeant illa, quæ putredini adverfa funt. *Hippocrates* folâ
ferè ptifanâ hordeaceâ, ejufve fucco
vel cremore ufus fuit, uti patet ex illis,
quæ in libro de victu acutorum tradidit :
addebat his oxymel, mulfam & fimilia,
quæ omnia ex fuâ naturâ in oppofitam
omni putredini indolem vergunt : acef-
cunt enim. Ob eamdem caufam pinguia
omnia, quæ tam facilè majori calore
acrimoniam rancidam peffimam acqui-
runt, vitantur. Hâc de causâ in morbis

acutis *Sydenhamus* carnibus, imò &
illarum jusculis, interdixit semper; pa-
natellis, hordeatis, pomis coctis, & si-
milibus solis ferè usus fuit. Imò *Helmon-*
tius ipse, licet ubique ferè veterum me-
dicorum opiniones carpat, & diætæ re-
gulas in morbis parvi fecisse videatur,
uti paulò ante dictum fuit; tamen in febricitantium diætâ vel carnium juscula
damnat, & imprimis meraciora. *Lædunt*
namque febrientes ; quia caro, ova, pisces
& juscula facilè tum cadaverantur, ac
minimè nutriunt.

ALBERT DE HALLER. In Hermann.
Boerhaave methodum stud. medic. de stu-
dio practico. tom. II , pag. 814. a.

Sed in acutis morbis abundè adparet,
veram eum viam esse ingressum, quæ
nunc etiam ab optimo quoque medico
vix mutata teritur, & quæ venæ sectio-
nibus, aceto, diæta tenui vegetabili, febres superare docet.

FRIDERICUS HOFFMANNUS. De
omnis generis febribus. sect. j , cap. X,
tom. I , pars I , pag. 78.

Præterea neque in principio, neque
in declinatione, multò minùs in statu

morbi , laborantes onerare decet alimentis , quæ ex carnibus , ovis & pin-
guibus parata. Non enim non in manifes-
tum damnum cedere poffunt , quia præfente jam virium defectu & humorum
impuritate , vires magis aggravant , cru-
ditates generant , materiamque & fomi-
tem morbi augent.

Tandem dici vix poteft quantùm mu-
lierculæ in omnibus febribus , præcipuè
malignis & lentis , noceant jufculis fuis
confortantibus , alimentofis , nutrienti-
bus , dum ipfæ perpetuò ægrotos folli-
citant ad ea affumenda. Frequenti expe-
rimento edoctus fum , à copiâ horum ,
præfente adhuc morbo , non folùm exaf-
perata fuiffe fymptomata & vim morbi
auctam , verùm etiam ipfius mortis caufam præbuiffe ipfa. Et enim alimentofa
hæc , dum à naturâ nec regi , fubigi ac
dirigi rectè queunt , potiùs facefcunt in
impuritates.... Cæterum quod ad diætam , tenuiffimæ & humidæ omnibus
febricitantibus femper optimæ & tutiffi-
mæ confentiente *Hippocrate.*

Tractati brev. & luculent. de febrib.
cap. I , tom. V , pag. 371.

Nihil magis in acutis commendari
meretur , quàm tenui uti diætâ. Victus
craffus ,

craſſus, pleniori manu datus plures ex acutâ febre laborantes interficit. Annot. in Poterii obſerv. centur I, cap. XXXIX, tom. V, pag. 89.

JOANNES HUXHAM. De febre ſim-plici, pag. 6 & ſequ.

Conveniens dilutio omnibus in febri-bus, in ardentibus præcipuè & inflam-matoriis ſummè neceſſaria eſt. In his enim ſanguis nimis ſpiſſus & viſcidus par-ticularum ejus tenuiſſimarum diſſipatione efficitur, ſerumque remanens magis ma-giſque auĉto & continuato calore inſpiſ-ſatur, vel in gelatinam convertitur: ita ut refrigerantes, tenues, diluenteſque liquores, ad reſarciendam continuam lymphæ atque ſeri diſſipationem, & ad totius maſſæ convenientem fluiditatis gradum retinendum, requirantur. — Hi generatim aceſcentis atque aliquo modo ſaponaceæ ſint indolis. Quod ad priores attinet, quoniam verè refrigerant, acri-moniæ humorum alkaleſcentis impediunt incrementum, quæ alias nimiâ ſanguinis frictione & calore continuo augetur ; nam ſalia animalia calore febrili valdè exacerbantur, & magis corrodentia red-duntur, oleaque animalia eamdem ob

causam tandem rancida efficiuntur, & maximè acria : oleum blandiſſimum aut bu-
tyrum magno calore ſummè fiunt cauſti-
ca. Quod ad poſteriores pertinet , quoniam non lentorem ſolum meliùs diſ-
ſolvunt , ſedet humorum mixtionem,
conſervant convenientiorem , cùm ſalia,
ſulphur & aquam intimius magis cum
ſanguine uniant. Aquam ſimplicem in
febribus acutis copioſè hauſtam , tam
limpidam ferè & inſipidam , quam erat
pota, fuiſſe emiſſam , perſpexi ſæpiùs ;
(quod in tranſitu ſit dictum ſymptoma
eſt admodum periculoſum). Aqua ut
aqua ſeſe non unit cum liquoribus
oleoſis; ita ut ſi ſanguinis ſerum calore
in gelatinam converſum , & ejus oleoſa
pars à diffluente membranæ adipoſæ
pinguedine, cæteriſque exacerbata eſt ,
ſimplicem aquam neque benè cum ſanguine commiſceri , neque effectum præ-
bere diluentem , haud ſit mirum. Hinc
ergo commixtionis non nullorum ſapo-
naceorum cum illa, qualia ſunt ſaccha-
rum, ſyrupi, gelatinæ, aut fructuum , ut
ribeſiorum , rubi idæi , ceraſorum aut
ſimilium , apparet neceſſitas. Succus limonum aut aurantiorum cum pauco
ſaccharo, & convenienti aquæ quanti-

tate commixtus, gratum admodùm exhibet potum & scopo diluentis tam acid quàm saponacei.

Huic capiti porrò tantùm addere debeo, methodum hanc exercuisse veteres, qui vix alia in febribus propinabant præter, &c. Ibid. pag. 13.

Animalium humores in putredinem & dissolutionem naturaliter ruunt, nisi impediuntur & corriguntur alimentis acidulis; diæta merè constans ex carne, piscibus, aromatibus & aquâ, citò valdè inducet febrim putridam. — Panis non solùm est vitæ pabulum ut nutriens, sed quoque ut succos alimentorum putrescentes per ejus qualitatem acidulam corrigens. — Hispani & Galli hîc captivi immoderatam & inconsuetam carnium quantitatem edendo tali periculosâ correpti sunt febre, ut istâ morti traderentur plurimi. — Illius autem tam fuerunt avidi, ut carnis bolum quasi ore adhuc tenentes sæpiùs perirent. De sanguin. resol. stat. cap. V, pag. 47.

In malignarum febrium principiis sæpiùs illud sanguinis glutinosi & crustâ obducti inveni phenomenum, nihilominus sanguis binis aut tribus diebus post ex eodem homine detractus rarus pror-

sùs, & ut ſanies quaſi diſſolutus.—Cujus
rei plura mihi nuperrimè occurrebant
exempla inter hujus loci *captivos Gallos*,
qui *catervatim febre contagiosâ peſtilen-*
tiali,—ſæpiùs cum petechiis & dyſen-
teriâ cruentâ conjunctâ moriebantur.
Quibus in febribus (ut quoque in aliis)
chirurgi Galli, ut eorum mos eſt, quo-
libet aut ad minimum altero die ſanguinem emittebant.—Atque in quibuſdam
eorum præfectis (ita tractatis) ſanguinem
tertio aut quarto emiſſum merum ſanio-
ſum eſſe cruorem cognoſcebam, licet
primum emiſſus ſatis eſſet glutinoſus.—
Præter ea methodus medendi tam erat
præpoſtera ut eodem tempore, quo tam
negotioſi cum *lanceolâ* eſſent, *ægrotos*
juſculis ſalutariſſimis, *quæ ex carne*
bovinâ, *verveſinâ cæteriſque comparari*
poterant, *replerent*, at quæ hoc quoque
efficiebatur, licet iſti perpetuò delirarent,
maculis nigris vel purpureis tecti, &
lingua tam nigra ut atramentum, & tam
ſicca aſperaque eſſet ut pumicis lapis.—
Magnum horum numerum medendi hujus methodi perverſæ fuiſſe victimus pro
certo habeo. Diſſert. de angin. malign.
pag. 19.

Qui nullâ aliâ re, quàm merâ aquâ,

carne & piscibus vivit homo, absque ullâ re, vel acidâ, vel acescente, subitò contrahit in omnibus humoribus valdè insignem rancorem (Vanknes) febricitare incipit, tandem sanguis ejus in putredinis statum ruit. Ibid. pag. 31.

LAURENT HEISTER. Compend. medic. pract. de febrib. contin. acut. cap. III, pag. 51.

Pro cibo juscula tenuia ex vegetabilibus parata, præsertim farinacea, avenacea & hordeacea, succo citri vel pauco aceto sub acida facta, aut ex pomis parata, &c. Item pruna, cerasa & poma cocta, parcissimè usurpata, conveniunt. *Carnes* verò quæcumque & quæ ex his parantur, maximè hîc sunt vitanda, naturâ hoc dictitante, quæ ab iis plerumque his in febribus abhorret. *Nullus etiam cibus qualiscumque sit, ægro nauseanti obtrudatur;* quia ut Hippocrates rectè docet: *quo plus hos ægros nutriveris, eo plus nocebis;* multùm enim omnibus in febribus præstat *abstinentia,* aut saltem si quid appetant, aut aliquid ipsis porrigatur, semper sit parcissimus ac tenuissimus, & quidem, ut jam dictum est, ex vegetabilibus paratus. Atque hæc curandi ratio mihi hactenùs optima in his febribus perspecta est.

JOANNES DE GORTER. Medic. Hippocrat. in aphor. XVI, libr. I, pag. 27.

Miror igitur perversitatem multorum, qui in omnibus febribus non dubitant dare decocta carnis, quoniam in corporibus à febre calentibus citò in putrilaginem convertuntur.

MM. MILLIN DE LA COURVEAULT, & MORISOT DE LANDES: Thesis. Ergo Parisinis variolarum inoculatio. pag. 5. Voyez Halleri disputationes ad morbor. hist. & curat. tom. V.

Nec dissimulanda est alia truculantiæ variolarum in urbe Parisinâ causa : scilicet sparcior ex vegetantibus, liberalior ex animantibus diætâ; imò ut nihil convellendæ sanitati desit, ferculis pro erudito condimento sunt jura carnium validiora.

M. FRANÇOIS VIGAROUS. Quæstiones medicæ pro regiâ cathedrâ vacante, &c. 1776. Quæstio nona. pag. 27.

Hoc tantùm advertentes circa diæ-

tam.... 1°. Non indistinctè quæcumque
alimenta permitti febricitantibus. Jura
carnium potiùs nocere quàm prodesse
sub morbi initio, apud vegetos, & apud
biliosos maximè. Optimam esse diætam
tenuem & ex vegetabilibus paratam, &
solo remissionis tempore imperandam.

*ARETEUS CAPPADOX. De curat.
morb. acut. pleuritid. libr. I, cap. X.
Voyez Artis medic. principes ab Hallero.
tom. V, pag. 172 & sequent.*

Proindè cibariis omnibus ptisana
anteponatur, initio quidem.... Halica
verò secundum gradum occupat;....
tragi præterea sunt boni, panis aridus,...
si jam diu morbus producitur, cum dic-
tisque cibariis homo labare cæpit,....
mirificè prosunt ova nuper è gallinâ edi-
ta,.... inter carnes extremi pedes,...
columbæ, gallinæ elixæ, porcorum ce-
rebra... tosta.... marini pisces & saxa-
tiles,.... ex fructibus malum concedito
in aquâ aut mulsâ elixum,....tempore
quoque illo quod horam Græci nomi-
nant ficus & alii id genus fructus concedantur.

*ALEXANDER TRALLIANUS. libr.
VI, cap. I. De putrid.* Voyez *Artis
medic. principes ab Hallero. tom. VI,
pag. 219. De victu.*

Cibo utatur cremore ptisanæ largiter
decocto.... At si vires imbecilliores ap-
pareant, panis quoque puris micas ex
apomelite, aut hydromelle, aut hydroro-
sato porriges.... jusculum.... ex solâ gallinâ & modicis panìs micis, si vires
infirmæ sint, & æger cibum fastidiat.

VALESCUS DE THARANTA. Philonium. de febr. acut. libr. *VII*, cap.
VI, fol. CCCLXXV.

Diæta febricitantium acutè : circa
quam aliquid cano. Universales sunt
permittendi. ¶ Prim.... Humidæ diætæ omnibus febricitantibus conferunt....
¶ Undecimus.... Inter cætera cibaria
acutè febricitantibus utilia & amica, ptisana colata & non colata obtinet prin-
cipatum.... ¶ *Diæta particularis febricitantium acutè.* Cùm ergo videris febrem peracutam.... & venit crisis in
quartâ die.... nihil penitùs pro cibo
ministrabis, solam autem aquam hordei
propinabis vel aliquos syrupos.... Si
tum esset infirmior,.... concedimus &

avenatum vel hordeatum clarum in primis tribus diebus ; & fi crifis fit in quartâ die, illâ die nihil damus de cibo....
Ubi autem ægritudo procedit ufque ad
undecimum vel quatuordecimum, concedimus hordeatum factum cum lacte
amydalatum & cum lacte quatuor feminum frigidorum majorum, & avenatum
fit conditum, & jus poæ pullæ coctæ
cum lactucis vel frufto cucurbitæ viridi,
vel pifciculos fquamofos boni faporis de
aquis currentibus ; ... & aliquid pro appetitu concedimus de pomis vel piris....
coctis in cineribus cum aliquantulo de
faccharo.

*JOANNES FERNELIUS. Febr. cu-
rand. meth. gener. cap. VI, pag. 392.*
Cibus autem tum conveniens erit
hordei cremor, aut jufculum è gallina-
ceis aut ex vitulinâ, hædinâve carne,
in quo lactuca, oxalis, bugloffum &
portulaca incoxerint. Panis quoque ex
eo jufculo coctus, & ipfarum carnium
non nihil oxalidis, vel citrii mali fucco,
vel omphacio intinctum : ova infuper
forbilia, eorumque præfertim vitelli ;
fructus etiam paffi dulces vel aciduli.
Omnis autem febricitantium victus,

humidus, frigidufque habendus eſt ex
materiâ levi. Primus. . . . aqua hordei....
aqua mulſa. . . . hordei cremor.... hæc
ſequitur ſorbitio è pulli gallinacei vel co-
lumbini juſculo, in quo frigidiora olera,
lactuca.... portulaca.... incocta ſint.
Summ. refrigerand. nutriend. ratio in
febrib. cap. XI, pag. 411.

Jodocus Lommius. (*Joſſe*) *De
curand. febrib. contin. cap. VII, pag. 78
& ſequent.*

Ptiſana hordeacea atque ejus cremor
facilè primas tenent, ob, &c.... Ptiſana ſic à multis paratur.... cæterum non
rarò propter virium imbecillitatem, ad
plenioris, quàm hæc ipſa ſunt materiæ
alimenta tranſeundum eſt, in ſeptentrionalibus utique populis, qui voracitati,
craſſæque materiæ cibis inſueverunt.
Ergo etiam carnes interdum ſunt conce-
dendæ, ſed volatilium, non item qua-
drupedum, niſi ad hædum & ad vitulum
pervenire neceſſe ſit. Inter aves acutè
febricitantibus aptas.... cocta hæc ge-
nera alimentorum cum ſucco apparantur,
ſumunturque mali punici, aurantii, citrii, limonii & hujus modi. Frequentiùs
ac rectiùs ex his coctis, & ſuo cum jure

contufis ac percolatis nutritoriæ fiunt
forbitiones, hoc modo.... porrò fæpe
non incommodè hujus modi forbiuncu-
lam additis quibufdam rebus, alteran-
tem ac medicinalem reddimus. Id fit,
vel unâ coctis.... feminibus frigidis...
lactucâ, &c. Vel cum poft percola-
tionem.... adduntur refrigerantes fucci, ut limoniorum, aurantiorum, aqua
cardui benedicti. Hujus modi certè cibandi genus continuis in febribus femper
efficaciffimum fenfi, cum ad hominis
fuftentandas vires, tum ad ardores miti-
gandos.

Cùm tanta eft inappetentia, ut nihil
horum admittat æger, concreti ex decocto jure carnium commemoratarum
liquores fiunt, additis fantalis, coralliis,
pauculoque vino aquofo, & aquâ rofa-
ceâ, & faccharo, & cinnamomi mo-
mento. Grati hi fucci palato; cùm fu-
muntur, liquefcunt, & fic in ventricu-
lum facilè, multâque defcendunt ju-
cunditate.

Inter firmioris materiæ alimenta panis
bis terve in aquâ lotus, & cum jure
pulli vel capi mixtus acutè febricitantibus datur. Sæpè apud nos cum tenui
cerevifiâ tritus, panis leniter decoquitur,

ſitque ſorbiuncula, addito ſaccharo, ac pauculo butyro. Loco citat. pag. 78.

Verùm hæc cibandi præcepta, ut Græcis atquæ Italis conducunt, ita ſeptentrionalibus gentibus, ceu multùm aliàs edacibus, ac quis enim acutè febricitantem noſtratem continuerit. . . . aut nutritionis caſum unicis reficere poculis, ſine virium jacturâ, atque periculo, poſſit? Omitto calumniam vulgi, qui fame ſitique enectum hominem, non morbo ſuperatum, ſi mors eum contingit, clamat, ingenti medentium dedecore. Et ut quàm fortiſſimè populi comtemnamus voces, artem ſæpè inique culpantis, ratio tamen monet, ipſeque docet *Hippocrates*, prætenuem nimiſque ſeveram victûs rationem eſſe inutilem, ac periculo opportunam. Errata enim, ſi quæ ægrotantis culpâ, vel medendis fiunt, moleſtius feruntur ab homine, propter immodicam debilitato inediam. Ergo etiam, me judice, ubi Græci mediam imperant, nos pocula damus; pro illorum poculis, nos ſorbitiones, ac pro his, etiam ea quæ comedantur, indulgemus. Tanti eſt conſuetudo, hominumque natura. . . . Scire tamen licet nimios nos eſſe oportere in noſtratibus alendis,

ceu quibus propter voracitatem , atque
craffæ materiæ alimenta , cruditas ferè
femper adeft aliqua , quæ tempeftivâ
inediâ , incipientibus potiffimum febribus , corrigi tutò poteft. Loco citat.
pag. 72 & 73.

*JACOBUS HOLLERIUS. De morb.
intern. de febre putrid. contin. libr. II ,
pag. 32 & 33.*

Poft phlebotomiam duabus aut tribus
horis mulfam Græci propinabant, exhinc
horâ ptifanæ cremorem. Nunc verò
mulfæ loco , quæ quidem fufpecta eft
in magno calore , aqua cocta , cui octa-
va facchari commixta fit , utendum eft :
deindè hordeato , loco cremoris ptifanæ.

Victus in reliquum tempus inftituen-
dus eft qui refrigeret & humectet. Is autem tenuis & magnâ ex parte. Itaque
noftro more jufcula conveniunt è junio-
ribus pullis gallinarum , vel vitulinâ carne molliufculâ. Alteranda verò ex ace-
tosâ , lactucâ & portulacâ. Potus , aqua
hordei , fyrupus violatus multâ aquâ coc-
tâ dilutus , &c.

GUILLELMUS RONDELETIUS.

De curand. febrib. de ſynocho , pag. 767.

Statim tenuiſſimo victu utendum , ob id interdicimus uſu vini , carnis , & aliorum alimentorum , quæ multum ſanguinis generant & corpus calefaciunt ; ob id aquam pro vino damus, aut vinum malorum granatorum , aut julepum Alexandrinum , pruna cocta , acida poma præterea cocta. Concedimus cremorem hordei paratum ex pauco ſaccharo roſato , decoctum herbarum refrigerantium , vel lactucæ, portulacæ, denique victus ratio eſt tenuiſſima. Quòd ſi vires ut cùmque imbecilliores talem victûs rationem ferre non poſſunt, decoctum pulli , aut coxæ capi vel gallinæ cum lactucâ , portulacâ vel borragine , aut ſeminibus frigidis , ſi herbæ non reperiantur , concedimus.

HYERONIMUS MERCURIALIS. *Libr. V, de febrib. pag. 530 & ſequ.*

Cibus plenus.... eſt panis , ova & caro ; tenuiſſimus.... eſt nihil dare , vel aquam ſolam adminiſtrare. Medium genus duplex eſt , aliud quod proximum eſt tenuiſſimo , hujuſmodi eſt melicratum , cremor ptiſanæ, panis lotus; aliud verò quod proximum eſt pleno, veluti caro extremarum gallinæ....

Cibus tenuiſſimus.... erat quidem veteribus in uſu, verumtamen tempore noſtro penitùs deſuevit, adeo ut ſi quiſpiam medicus reperiatur qui velit detinere ægros abſque cibo, vel unâ die, ſtatim trucidator vocatur. Quare ego in hâc ſum ſententiâ, ut in febribus putridis fugiatis hunc tenuiſſimum victum, plenus autem victus cùm ſit potiùs ſanorum omninò fugiendus eſt.... Sed medium genus maximè accommodatum eſt in hâc curatione... quamobrem convenit in febribus putridis uti ptiſanâ tantoperè à *Galeno* & *Hippocrate* celebratâ, melicrato, pane loto, carnibus avium,.. juribus, herbis... carnes neque ſemper, neque quovis modo, ſed contuſas & in ſorbitionis formam redactas. *Et hujus mementote in febricitantibus veſtris caveatis à cibis qui opus habent maſticatione, quoniam ſemper Hippocrates monet, ubi febris adeſt, ſorbitionibus non cibis eſſe utendum.* Et tamen nulla eſt hodie febris in quâ non exhibeamus & panem & ova & carnes. Loco citat.

Cibus utilis eſt ptiſana facta cum brodio parvæ pullæ, cui admixtus fit fuccus granatorum vel citri... jura etiam quibus admiftus fit fuccus uvæ immaturæ... panatella cum fucco citri. Carnes non admodum mihi probantur, quòd facilè putrefcant, & quòd in febribus omnibus, ut dicebat *Hipporates*, utiliores fint forbitiones quàm cibi, &c.

BARTHOLOMÆUS PERDULCIS. *Univerf. Medic. diæta ægror. cap. V, pag. 325.*

In acutis *Hippocrates* tenuem valdè victum præfcribit, cremorem hordei.... quorum loco nos jufcula concedimus, gelatinam, expreffa, confummata... indulgendum enim aliquid confuetudini. Græci enim temporibus *Hippocratis* frugaliter vivebant.... præterea longam inediam.... in morbis peracutis faciliùs quàm nos ferebant, qui paulò liberaliùs & multò lautiùs vivimus.

JOANNES VARANDÆUS. *De indicatt. curativ. cap. VI, pag. 71.*

Paulò deterior cibus & potus, fed fuavior... iis qui meliores funt, fed infuaviores, magis expectendus eft. Sic nos calida, odorata, aromatica,.... jus carnium &

similia in calidissimis affectibus, febre continuâ, pleuritide, phrenitide, audacter & summâ utilitate exhibemus.

DANIEL SENNERTUS. De febrib. libr. II, cap. IX, tom. II, pag. 49 & sequent.

Verùm hæc cibandi ratio (victus tenuis) Græcis & Italis præscripta, septentrionalibus populis minùs convenit. Imò nec hâc ætate Italis convenire Itali censent, quia scilicet pleniori victui homines quàm olim assueti sunt. Indè hodie licet loco inediæ integræ, melicrato vel jusculo aliquo, vel quod æquipolleat his, uti. Loco ptisanæ colatæ integrâ ptisannâ, imò loco ptisanæ, piscibus, ovis, carnibus uti licet.

Carnes etiam aliqui rejiciunt eo quòd facilè putrescant, & observatum sit, qui in Cretâ & aliis Græciæ locis qui carnes comedunt, mori. Verùm etiamsi in Græciâ ob calorem illum insignem, & quia homines tenuem victum ibi facilè tolerant, ægri carnes vix sine damno edunt in febribus : non tamen ideò populis septentrionalibus, huic victui assuetis, carnes subtrahendæ sunt. Ex carnibus autem conveniunt capi... quæ coctæ cum succo

malorum granatorum, citri , limonum
condiri poffunt... ex iis... jus conficitur...
confummatum.... verùm cùm victum
pleniorem fuppeditent talia, ubi tenuiore opus eft, non fatis commodè exhibentur, nifi minore copiâ.

Hinc in ipfo ftatu, victu tenuiffimo
(refpectu fcilicet victûs totius morbi)
eft utendum. Et in morbis acutis tenuis
victus requiritur, & quo acutior eft morbus, eo tenuiore victu opus eft. In febribus verò longis , victu mediocri aut
pleniori utendum , & tantò pleniore quò
morbus eft diuturnior.

LAZARUS RIVERIUS. Prax medic.
libr. XVII, fect. ij , cap. I, de febrib.
contin. putrid. pag. 429.

Alimenta quod attinet , victus tenuis
effe debet in acutis febribus. Et in eo ita
fevera fuit antiquorum diligentia, ut po-
tiffimam curationis partem in eo confti-
tuerent, ægrifque , febre acutiffimâ laborantibus, victum tenuiffimum impe-
rarent , ac folâ ptifanâ hordei ægros
nutrirent. . . .

At noftris temporibus , in hâc faltem
regione, *mulierum contumaciâ & medi-*
corum indulgentiâ factum eft, ut in qui-

buſvis febribus , quantùmvis acutiſſimis
juſcula ſemper concedantur, ex decoŭo
carnium gallinæ , capi , vervecis , eâque
ut plurimum tertiâ , aut ad ſummum
quartâ quâque horâ exhibeantur. Æſtate
verò pulli gallinacei , aut carnes hædinæ
prædiŭis addi ſolent. Tum etiam per vi-
ces , ex pullo gallinaceo ſolo cum herbis
refrigerantibus ut laŭuca. . . . vel ordi-
nariis etiam juſculis ſuccus limonum.....
vigente magno ardore febrili & intensâ
putredine , permiſcentur.

Præftereà in febribus minùs acutis panatellæ exhibentur bis aut ter in die , ex
pane loto cum juſculo confeŭæ. Hordea-
ta etiam aliquando uſurpantur ex ptiſanâ
colatâ antiquorum , &c.

*Jacobus Lazerme. Curat. mor-
bor. curat. febri. tom. II , pag.* 249.
Sorbitiones ſeu juſcula carne vitulinâ,
vervecinâ, bovinâ, gallinâ & pullis vul-
go parantur : his quandoque præſertim
in febribus continuis , adduntur cremo-
res oryſæ, hordei, avenæ, ſecalis, aquâ
parati, quartâ qualibet horâ cum juſculis alternis vicibus exhibendi; imò cre-
mores ex his parati in febre continuâ
juſculis ſunt anteponendi , quia ſangui-

nem magis diluunt & temperant, partiumque serosarum damnum melius resarciunt. Jura carnium sale volatili, oleo fæta, motum febrilem & sanguinis rarescentiam augent. Insuper partes adiposæ, à jure carnium inseparabiles, ad putredinem contrahendam pronæ, materiem febrilem alunt, & febrem ipsam fovent, ut in ægro observavi febre continuâ per plures dies laborante, à jusculis pinguioribus, frequentibus assumptis, producta, quæ adhibito tenuiori atque humidiori victu, absque remediis penitùs evanuit.

FRANCISCUS BOISSIER DE SAUVAGES DE LA CROIX. Nosolog. method. class. III, ord. I, t. II, pag. 351. Quoniam in quàmplurimis exanthematicis humores ad putredinem vergunt, ut patet ex fætore oris, excrementorum, & citâ cadaverum gangrenâ, septica tum medicamina, tum alimenta fugienda sunt, & antiseptica anteponenda ; notum autem est vegetabilia alimenta exceptis acribus esse minùs putredinosa, quàm carnes animalium, adeòque ægros cremoribus avenæ, orysæ, decocto albo Sydenhami esse nutriendos, nisi tamen à jusculis expectetur major cor-

roboratio , ut cùm pulsus languidus est…
summi momenti est … ut acidis , limonum succo , aceto condiantur alimenta
ad arcendam putredinem.

*ANTONIUS DE HAEN. Rat. Me-
dend. tom. I , pag. 2 & sequent.*

Constitit *Diætâ Hippocraticâ* nihil
dari præstantius observavimus : in ægris
nostris , quò acutior , ideòque brevior
morbus esset, eò parciora alimenta exhi-
benda esse, contra pleniora.

Materies fuit passim decoctum , puls ,
cremor hordei aut avenæ cum melle, aut
jus carnium. Equidem jura carnium in
Hollandiâ , fateor, rariùs ægris conces-
si , quòd in putrefactionem quodammodo inclinent , verumtamen ex ipsâ doctrinâ Hippocraticâ , debui ea *Austriacis*
concedere ægris.

Quippe universæ *Austriacæ* , penè-
que omni *Germanæ* genti , id moris est,
ut aud prandeant unquam aut cœnent ,
quin à jure carnium inchoaverent. Hisce
ita assueverunt , ut quibus diebus. *Sancta
Ecclesia Catholica* carnibus abstinendum
jusserit , jure piscium utantur : quæ quidem consuetudo planè ignorata *Batavis*.
Lex igitur *Hippocratis* jubet, aphor. I-17.

» Concedendum aliquid & confuetudi-
» ni, & tempeftati, & regioni, & ætati,
» 2-38. Paulò deterior & potus & cibus,
» jucundior autem, eligendus potiùs,
» quàm meliores quidem, fed ingratiores,
» 2-50. A multo tempore confueta,
» etiam fi fuerint deteriora, infuetis mi-
» nus turbare folent.

Hanc porrò in putridum inclinatio-
nem emendaturus, grata acida iifdem
addenda effe docui. Succum citri, aurantiorum acidorum, granatorum, di-
tioribus; tenuioris verò fortis homini-
bus, cremorem tartari, aut juri incoc-
tam acetofam. Juvat & fuâ naturâ acefcens, panis albus, benè coctus, ac fer-
mentatus, quem, dum longior futura
videtur ægritudo, aut dum ejus apicem
æger jam eft tranfgreffus, juribus inco-
quimus. Pultes avenaceæ intermediis
temporibus conceduntur iis qui nec
ægrotant valdè, nec prædictis appetitum
fedare valent. . . .

Alterum ægrorum noftrorum nutri-
mentum, eorumdemque fimul potum,
fupra innueram effe aquam hordei, vel
avenæ cum melle. Quod decoctum aut
meracius, aut tenuius, major minorve
nutriendi neceffitas moderatur. Si neque

spissum, neque tenue esse oporteat, coquuntur unc. 8. Hordei crudi aut avenæ cum aquâ purâ, donec crepet, ut supersint mensuræ quatuor. Mensura capit quatuor libras medicas. Mensuræ cuique unc. 1, 2, mellis adduntur. Ægris vehementer exæstuantibus, cum siccâ nullâve alvo, singulis mensuris dragm. 1, 2, cremoris tartari, vel totidem nitri adduntur.

Decocti hujus usus adhibetur assiduus, ut quantum possint ægri, potent; recusantesque, blandè admonentur necessitatis bibendi. Quâ quidem in parte nostros pauperes plerisque divitibus dociliores experimur. Rariùs unica mensura, sæpiùs binæ; non rarò tres, & plus adhuc, per diem assumuntur, idque aut calidè, aut tepidè saltem.

Forsitan hæc quantitas exuberentior, adeòque onerosior quibusdam videbitur. Sed his regero.... ægros nostros inde minimè gravari, quin potiùs multis hinc gaudere emolumentis. Loc. cit. pag. 5.

Pergente cum appetitu facili horum tolerantiâ, poma elixa, cocta, tosta, interdiu concedimus, coctave pruna. tom. VII, pag. 223.

Fin des Passages latins.